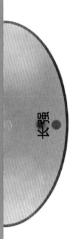

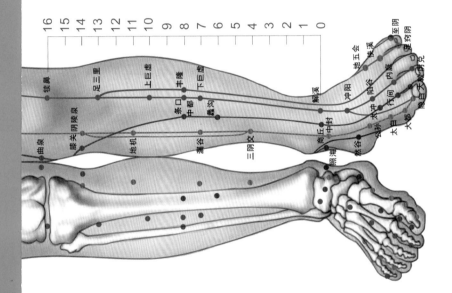

足太阳膀胱经（BL）
足少阳胆经（GB）
足阳明胃经（ST）
足厥阴肝经（LR）
足太阴脾经（SP）
足少阴肾经（KI）

U0189229

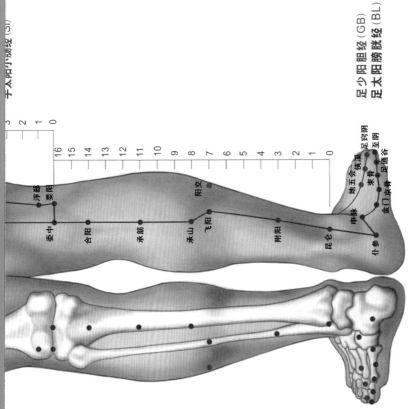

足少阳胆经 (GB)
足太阳膀胱经 (BL)

手太阳小肠经 (SI)

浮郄
委阳
委中
合阳
承筋
承山
阳交
飞阳
跗阳
昆仑
小参
申脉
地五会 侠溪 足窍阴
束骨 至阴
金门 京骨 足通谷

3 2 1 0
16 15 14 13 12 11 10 9 8 7 6 5 4 3 2 1 0

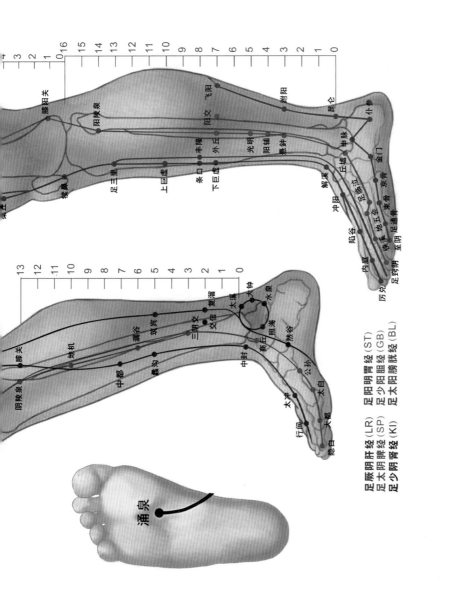

足厥阴肝经 (LR)　足阳明胃经 (ST)
足太阴脾经 (SP)　足少阳胆经 (GB)
足少阴肾经 (KI)　足太阳膀胱经 (BL)

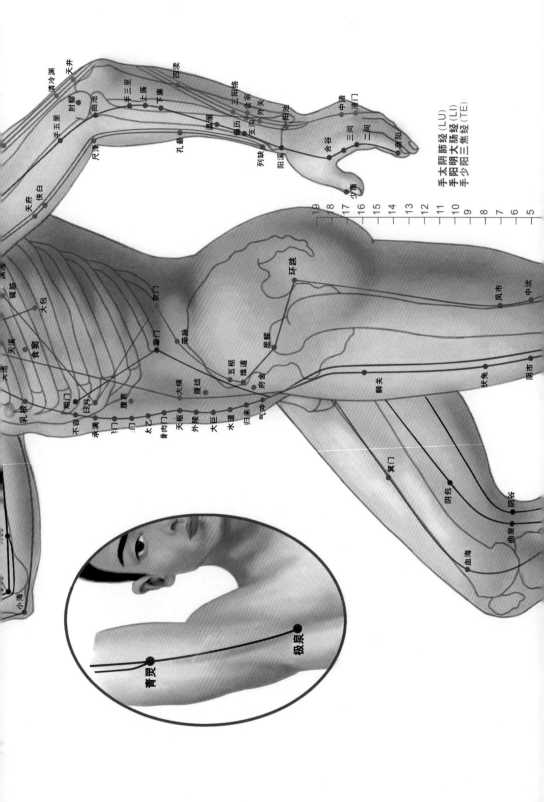

手太阴肺经（LU）
手阳明大肠经（LI）
手少阳三焦经（TE）

全彩标准人体经络图（男性）

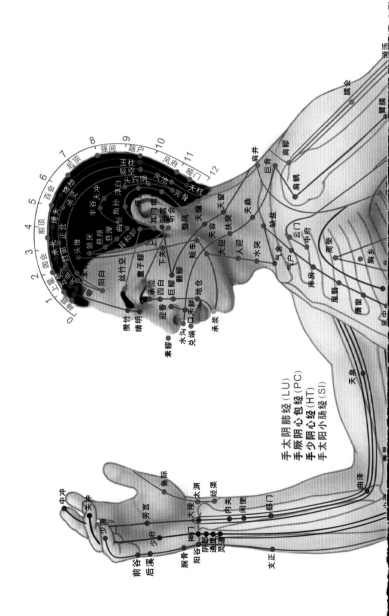

手太阴肺经 (LU)
手厥阴心包经 (PC)
手少阴心经 (HT)
手太阳小肠经 (SI)

赠
全身穴位
彩色挂图
3张

头痛

TOUTONG ZHONGYI TEXIAO LIAOFA

中医特效疗法

主编 金瑛

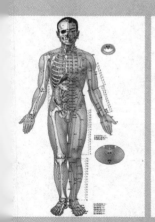
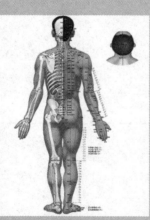
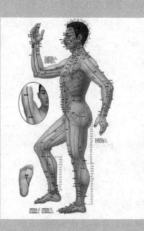

人体穴位挂图

赠

中国科学技术出版社
·北京·

图书在版编目（CIP）数据

头痛中医特效疗法 / 金瑛主编 . — 北京 : 中国科学技术出版社 , 2019.1

ISBN 978-7-5046-7660-3

Ⅰ . ①头… Ⅱ . ①金… Ⅲ . ①头痛－中医疗法 Ⅳ . ① R277.710.41

中国版本图书馆 CIP 数据核字 (2017) 第 216678 号

策划编辑	王久红　焦健姿
责任编辑	王久红
装帧设计	长天印艺
责任校对	龚利霞
责任印制	李晓霖

出　　版	中国科学技术出版社
发　　行	中国科学技术出版社发行部
地　　址	北京市海淀区中关村南大街 16 号
邮　　编	100081
发行电话	010-62173865
传　　真	010-62173081
网　　址	http://www.cspbooks.com.cn

开　　本	710mm×1000mm　1/16
字　　数	162 千字
印　　张	10
版　　次	2019 年 1 月第 1 版
印　　次	2019 年 1 月第 1 次印刷
印　　数	0001～5000 册
印　　刷	北京威远印刷有限公司
书　　号	ISBN 978-7-5046-7660-3 / R·2097
定　　价	39.50 元（赠全身穴位挂图 3 张）

考考你

（答案与解析见书末）

1. 下面哪项不是功能性头痛？

    A. 长期、反复发作的头痛   B. 长期、时轻时重的头痛

    C. 伴有失眠、健忘的头痛   D. 进行性加剧伴视物模糊的头痛

2. 偏头痛疼痛的部位是什么？

    A. 半侧头   B. 全头   C. 一侧前额   D. 头的任何部位

3. 下列哪种情形不宜认为是药物反跳性头痛？

    A. 每天至少两杯咖啡，停服后头痛

    B. 服用对乙酰氨基酚1周超过3次，每次服用3倍剂量以上，停服后头痛或头痛加重

    C. 服用阿普唑仑1周超过3次，每次服用3倍剂量以上，停服后头痛或头痛加重

    D. 服用麦角胺2片，每日3次，服用10天，停药后头痛反复

4. 对预警性头痛的描述，哪项是错误的？

    A. 在较大动脉破裂前约有50%的预警性头痛发作

    B. 突然发生，头痛时间持续数小时或数日，常伴有晕厥、恶心、呕吐

    C. 首选腰椎穿刺检测

    D. 神经系统检测可以正常，常误诊为偏头痛、高血压病、鼻窦炎、流感等

5. 关于头痛下列描述错误的是哪项？

    A. 头痛伴视力障碍见于功能性头痛

    B. 头痛伴发热常见于全身感染性疾病或颅内感染

    C. 慢性头痛突然加剧并有意识障碍提示可能发生脑疝

    D. 头痛伴癫痫发作见于脑内寄生虫病

6. 关于头痛辨证错误的描述是？

    A. 风寒头痛：连及项背，有拘急收紧感，伴恶风怕寒。

    B. 风热头痛：头晕胀痛，心烦易怒，睡眠不安，口苦面红，或兼胁痛。

    C. 风湿头痛：头痛如裹，肢体困重，胸闷纳呆，大便或溏

    D. 血虚头痛：头痛隐隐，时有头昏，心悸失眠，面色少华，疲乏

7. 下列哪项不是中医古籍中对头痛疾病的称呼？

    A. 首疾   B. 脑风   C. 首风   D. 面风痛

8. 引起头痛的主要外邪是什么？

    A. 风邪   B. 寒邪   C. 湿热之邪   D. 湿邪

9. 中医头痛按病因分为哪两类？

    A. 虚证、实证头痛   B. 外感、内伤头痛

    C. 阴证、阳证头痛   D. 痰湿头痛、瘀血头痛

10. 下列哪项不是瘀血头痛的特点？

    A. 头痛久不愈   B. 痛处固定不移

    C. 舌紫暗或有瘀斑、瘀点   D. 隐隐头痛

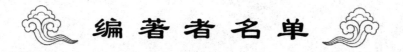

编著者名单

主　编　金　瑛（衢州市中医医院）

副主编　周江文　彭玉琳（衢州市中医医院）

　　　　方锦才（武警浙江总队嘉兴医院）

内容提要

　　头痛有偏头痛、紧张性头痛、丛集性头痛等。本书讲解每一种头痛皆从病人的门诊诊疗入手，带您从中医学的角度认识、辨证分析头痛的原因、表现、诊断要点、与类似病症相鉴别的要点、治疗原则及中医中药独具特色的治疗方法；还简略介绍了西医西药治疗头痛的方法；中医特效疗法包括经典古方、名家名方、中成药、中药敷贴疗法、拔罐疗法、刮痧疗法、针刺疗法、灌肠疗法、足浴疗法及生活起居指导。每种中医特效疗法后都附治疗经验体会。本书既可供基层医师借鉴学习，又可供中医爱好者、患者及其家属了解头痛的特效治疗，让您开卷有益。

前　言

头痛是生活中常见的症状，人的一生中或轻或重、或短或长的经历着。人们常说，某某事情真是"令人头痛"，可见头痛是有些让人感到烦恼的。

头痛是最常见的临床症状之一，感冒、发热、精神紧张都可以引起头痛。头痛症状简单而又复杂，某些血管性头痛、神经性头痛的患者，会因为头痛经常发作而十分痛苦。头痛也是许多临床疾病的伴发症状，甚至是某些危险疾病的先兆，如脑血管疾病，所以，头痛又是万万不可忽视的。患了头痛最重要的是查明原因，而不是仅仅头痛医头，吃两片"止痛片"了事。

头痛的诊疗在不断完善，原发性头痛与急、重症继发性头痛区分开来。继往开来的中医人，对头痛的中医诊疗进行了一定归纳、总结和创新，不少古老的治疗方药被赋予新的内涵和用途，在原发性头痛的治疗中发挥着越来越重要的作用。

在总结中医治疗头痛的良方效法过程中，笔者阅读古籍，请教中医名家，检索文献，结合自己的临床经验，精选效方、验案等资料，将古今零散的治法、方药进行归纳，优化组合，力从理、法、方、药上系统阐述，著成本书，虽极搜采，终嫌挂漏，但以冀疗一症，即少一疾苦的初心，期望对头痛的防治有所裨益。

在精选的过程中，笔者对原发性头痛的治疗部分分内治法和外治法分开论述，特色诊疗分类归纳，涉及古方处，即附具体药物及剂量、煎服法、饮食宜忌等，针灸处方多附腧穴图及腧穴介绍，尽力为读者展现一个个内容丰满、切实可行的治疗方案。

本书的完成，承蒙南京中医药大学王启才教授的关心、指导，中国科学技术出版社王久红编辑的真挚帮助，辛苦彭玉琳医师对大量资料的收集、整理，我的研究生刘金泠、颜国伟的积极协助，以及衢州市中医医院领导及针灸科同仁的大力支持，在此深表感谢。

希望本书能够常著读者案头，开卷有益。本书若有不妥之处，希望医学同道和广大读者批评指正。

编　者

目 录

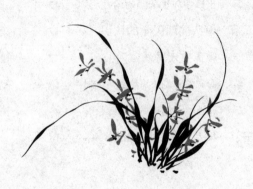

第 1 章

头痛诊治基本知识

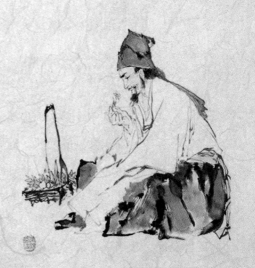

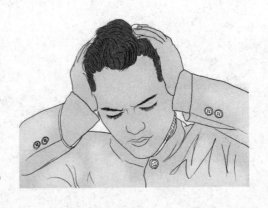

在最早有文字记载的甲骨文中中医就有头痛的描述，其"疾首"一词即与头痛相关。头痛一词最早见于长沙马王堆汉墓帛书中的《阴阳十一脉灸经》，其范围不仅包括西医原发性头痛，还包括感染发热性疾病、高血压性头痛等继发头痛。中医古代文献有关头痛的病名较多，如头痛、头风、首风、脑风、脑痛等，与原发性头痛各分类相对应的病名只有偏头痛。文献中描述的"头顶痛重"和"头痛如裹"，与紧张性头痛压迫感、紧缩感的疼痛特点表达的意思一致，不仅给出了头痛特点而且给出头痛部位为双侧性，这些描述均符合紧张性头痛的诊断要点。文献中没有丛集性头痛的病名，但与其相关的病名有"眉头痛、眉眶痛、眉棱骨痛、眉骨痛、风眩头痛"等。描述的头痛程度较重伴"鼻不利，时嚏，清涕自出、目赤、流泪"和眉头痛伴"善嚏、汗出、面赤"以及"头痛如锥刺之"与丛集性头痛病位在眶、眶上或额部伴同侧结膜充血和（或）流泪、鼻塞和（或）流涕、额部和面部出汗等特点相符合。

第一节 头痛发病概况

头痛一证首见于《黄帝内经》，《黄帝内经·素问》中称之为"首风""脑风"。头痛是临床常见的症状，通常指局限于头颅上半部，包括眉弓、耳轮上缘和枕外隆突连线以上的疼痛。头痛可以是多种疾病中的一个症状，大多无特异性，如颅内病变、感染发热性疾病常伴有，精神紧张、疲劳也可出现；同时，头痛也是一种单独的疾病。本书讨论的头痛即是头痛这一疾病，并排除继发性、器质性头痛，相当于西医诊断的原发性头痛，包括偏头痛、紧张性头痛、丛集性头痛、三叉神经、自主神经性头痛等。

原发性头痛也是目前中医研究的热点，尤其是偏头痛与紧张性头痛的中医中药治疗方面，这两类头痛也是原发性头痛最为常见的类型，在国内流行病学统计数据中，紧张性头痛约占头痛的 40%，起病年龄多为20—40岁，其中以女性多见，约占总人数的 75%。通过观察过去的研究发现，一般人终身发病率为30%～78%。患者时常伴有不同程度的不良情绪影响，如抑郁、紧张或焦虑等，紧张性头痛一旦发病多迁延难愈，甚则严重影响患者的生活和工作质量，并由此产生恶性循环，进一步加重患者的病情。

偏头痛是一种常见的慢性神经血管疾病，儿童期和青春期起病，中青年期达发病高峰，女性多见，常有遗传背景。其患病率在西方国家较高，在我国的患病率为985.2/10万，年发病率79.7/10万。丛集性头痛（CH）是一种少见却严重的原发性头痛，其终生患病率约为0.12%，部分有遗传趋势。男：女为（2.5～3.5）：1，多见于青年（30—40 岁），60岁以上患者少见。一些丛集性头痛患者存在一定的诱发因素，53%～63% 的患者在少量饮酒尤其是饮用红酒后1小时内发作。有些患者可被睡眠、香水和涂料等挥发性有机物的气味或硝酸盐诱发，阻塞性睡眠呼吸暂停低通气综合征的患者丛集性头痛发生率较高。

第二节　头痛的相关表现

中西医从不同角度探讨头痛病理本质，对头痛的病因病机有不同的解释，头痛的诊断标准同样存在差异。但有一点相同的是，二者对头痛的诊断均是症状学诊断，目前尚没有公认的用于诊断原发性头痛的检查指标。

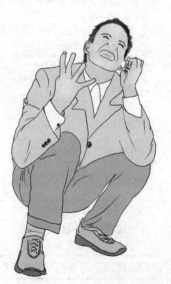

一、头痛的表现

1. 以头部疼痛为主要表现，头痛部位可发生在前额、两颞、巅顶、枕项或全头部。

2. 疼痛性质可为跳痛、刺痛、胀痛、灼痛、重痛、空痛、昏痛、隐痛等。

3. 疼痛发作可为突然发作，或缓慢起病，或反复发作，时痛时止，可自行缓解。

4. 疼痛的持续时间可长可短，数分钟到数周或更长。

5. 发病可有诱因，呈急性或亚急性，可伴有胃肠道、植物神经症状等。外感头痛者多有起居不慎，感受外邪的病史；内伤头痛多有饮食、劳倦、房事不节、久病体虚等病史。

6. 经神经系统检查、CT、MRI等影像学检查，排除脑内外器质性病变引起及继发性头痛者。

二、头痛的特征

	紧张性头痛	偏头痛	丛集性头痛
流行病学	成人90%，3～11岁儿童35%	女性18%，男性6%，青春期前儿童4%	男性0.4%，女性0.08%
男女比例	4：6	青春期后1：3，青春期前1：1	9：1
家族史	常见	直系亲属80%	罕见
发病年龄	18—40岁	多在青春期发病，40岁前发病92%，50岁后发病2%	20—40岁
视觉先兆	无	20%以内	少见
部位	双侧或单侧	单侧：双侧为6：4，前额、眶周、颞部	单侧，眼眶、眶周、额颞部
疼痛性质	压迫性、紧压感、酸痛性	85%为跳痛或刺痛	钻痛、烧灼痛、刺痛
疼痛程度	轻至中度	轻至重度	重度
达峰时间	数小时	数分钟至数小时	数分钟
持续时间	不定	4～72小时，儿童可1小时内	15分钟至3小时
发作频率	变化大	变化大	每日1～8次
周期性	无	存在月经性周期	平均4～8周，平均1～2丛集期/年
伴随症状	偶有恶心	90%恶心，30%呕吐，80%畏声畏光，活动后加重	30%单侧睑结膜充血、流泪、鼻塞、流涕、眼睑下垂、瞳孔缩小和自主神经症状
触发因素	紧张及缺乏睡眠	85%有触发因素，原因繁多	酒精、硝酸盐

（续表）

	紧张性头痛	偏头痛	丛集性头痛
行为变化	无	静止、安静思睡	踱步
睡中痛醒	罕见	可见	常见

第三节　头痛的中医诊断与鉴别

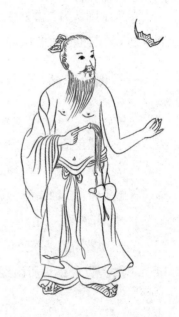

　　头为"清阳之府""诸阳之会"，髓海所居，居于人体最高位，五脏精华之血，六腑清阳之气均上注于头，手足三阳经亦上会于头。六淫邪气上犯，阻遏清阳，或痰浊、瘀血痹阻经络，或肝阴不足，肝阳偏亢，或气虚清阳不升，或血虚头窍失养，或肾精不足，髓海空虚，均可导致头痛的发生。

　　头痛病因分为外感、内伤两大类。

　　1. 外感头痛　起居不慎，感受风、寒、湿、热邪气，上犯巅顶，清阳之气受阻，气血凝滞，而发为头痛。风为百病之长，"伤于风者，上先受之"，"高巅之上，唯风可达"，故外感头痛以风邪为主，且多兼夹他邪：若风邪夹寒，凝滞血脉，络道不通，不通则痛；若风邪夹热，风热炎上，清空被扰，髓海不宁而头痛；若风夹湿，阻遏阳气，蒙蔽清窍而发为头痛。外感头痛多为外邪上扰清空，壅滞经络，络脉不通而发病，其秉性属表属实，一般病程较短，预后较好，疼痛多表现较剧烈，呈掣痛、跳痛、灼痛、胀痛、重痛，痛无休止。

　　2. 内伤头痛　原因较复杂：因情志不遂，忧郁恼怒，肝失调达，气郁阳亢，或肝郁化火，阳亢生火，上扰清窍而发病，肝火郁久，耗伤阴血，肝肾亏虚，精血不能上乘，也可引发头痛；饮食劳倦、体虚久病，若脾胃虚弱，气血化源不足，或病后正气受损，营血亏虚，不能上荣脑髓脉络，可致头痛，或饮食不节，嗜酒，过食辛辣肥甘，脾失健运，痰湿内生，阻遏清阳，上蒙清窍亦发为头痛；禀赋不足或房事不节，肾精亏虚，肾主骨生髓，脑髓有赖于肾精的化生，若肾精久亏，髓海空虚，头痛发生，若阴损及阳，肾阳虚弱，清阳不展，也可发生头痛；头部外伤或久病入络，瘀血阻滞脑络，不通则痛，发为头痛。

内伤头痛与肝、脾、肾三藏的功能失调有关，大多起病较缓，病程较长，病性较为复杂，疼痛较轻，表现为隐痛、空痛、昏痛，反复发作，遇劳加重，时作时止，以虚证和虚实夹杂证多见，气血亏虚、肾精不足的头痛为虚证，肝阳、痰浊、瘀血的头痛属实证，虚实在一定条件下又可相互转化。

西医学则认为：原发性头痛不能归因于某一确切病因，任何原发性头痛的诊断应建立在排除继发性头痛的基础之上。

一、辨证诊断

头痛一病，按病因可分为外感和内伤两大类，外感头痛包括风寒头痛、风热头痛、风湿头痛；内伤头痛包括肝阳头痛、气虚头痛、血虚头痛、肾虚头痛、痰浊头痛、瘀血头痛。

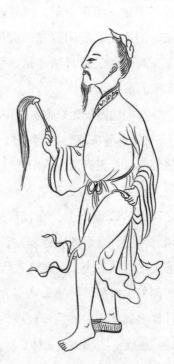

1. 风寒头痛　主症：全头痛，痛势较剧烈，痛连项背，常喜裹头。兼次症：恶风寒，口淡不渴。舌象：舌质淡红，苔薄白。脉象：浮紧。

2. 风热头痛　主症：头痛而涨，甚则如裂。兼次症：发热恶风，面红赤，口渴喜饮，大便秘结，小便黄赤。舌象：舌边尖红，苔薄黄。脉象：浮数。

3. 风湿头痛　主症：头痛如裹。兼次症：肢体困重，身热不扬。胸闷纳呆，小便不利，大便溏薄。舌象：舌质淡红，苔白腻。脉象：濡或滑。

4. 肝阳头痛　主症：头涨痛，或抽掣而痛，头痛多为两侧。兼次症：头晕目眩，心烦易怒，面红目赤，口苦胁痛，失眠多梦。舌象：舌质红，苔薄黄，或少苔。脉象：弦或弦细数。

5. **气虚头痛** 主症：头痛隐隐，时发时止，遇劳加重。兼次症：头晕，神疲乏力，气短懒言，自汗，面色㿠白。舌象：舌质淡红或淡胖，边有齿印，苔薄白。脉象：细弱或脉大无力。

6. **血虚头痛** 主症：头痛隐隐，缠绵不休。兼次症：面色少华，头晕，心悸怔忡，失眠多梦。舌象：舌质淡，苔薄白。脉象：细或细弱。

7. **肾虚头痛** 主症：头痛而空。兼次症：腰膝酸软，眩晕耳鸣，健忘，遗精带下，神疲乏力；偏肾阳虚则见畏寒肢冷；偏肾阴虚则见面色潮红，五心烦热，盗汗。舌象：舌质淡，体胖，或舌质红，苔薄白，或少苔、剥苔。脉象：沉细无力或细数。

8. **痰浊头痛** 主症：头痛昏蒙重坠。兼次症：胸脘痞闷，纳呆呕恶，眩晕，倦怠乏力。舌象：舌质淡红，苔白腻。脉象：滑或弦滑。

9. **瘀血头痛** 主症：头痛剧烈，或刺痛，经久不愈，痛处固定不移。兼次症：日轻夜重，头部有外伤史，或长期头痛史。舌象：舌暗红，或舌边、尖夹有瘀斑、瘀点，或舌下静脉充盈，苔薄白。脉象：弦细或细涩。

二、辨经诊断

明·皇甫中《明医指掌》记载："如太阳头痛者，恶风寒，脉浮紧，痛在巅顶两额角。少阳头痛者，往来寒热，脉弦，痛连耳根。阳明头痛者，发热自汗，脉浮长大，痛连目眦、颊、齿。太阴头痛者，必有痰，体重，或腹痛，脉沉，头重。少阴头痛者，足寒气逆，为寒厥，脉沉细，厥阴头痛者，吐痰沫，厥冷，脉浮缓，痛引目系。此六经头痛，多挟外邪也。"《冷庐医话》云："头痛属太阳病者，自脑后上至巅顶，其痛连项；属阳明者，上连目珠，在前额；属少阳者，上至两角，痛在头侧。"三阳经及足厥阴肝经上行到头，根据头痛的部位进行辨证归经，对针灸治疗及引经药物的应用有重要意义。

现代普遍认为阳明头痛为前额及眉棱骨痛；少阳头痛为两颞侧痛，可连于耳；太阳头痛为后枕痛，连于后项；厥阴头痛为巅顶痛，可连于目；偏正头痛为前额及两颞侧痛；全头痛为整个头部的疼痛；难以分辨出具体的疼痛部位。

三、头痛的鉴别诊断

1. 真头痛与一般头痛　真头痛为头痛的一种特殊重症，起病急骤，表现为突发的剧烈头痛，持续不解，阵发加重，手足逆冷至肘膝，甚至喷射性呕吐、抽搐，病情凶险，与西医颅内压升高性头痛、蛛网膜病变性头痛相类似，应与一般头痛相区别。

2. 头痛与眩晕　头痛与眩晕可单独出现，也可同时出现。头痛以疼痛为主，实证较多；眩晕以昏眩为主，虚证较多。头痛病因有外感、内伤两方面，眩晕则以内伤为主。

第四节　中医辨证治疗头痛

头痛无明显诱因反复发作，顽固难愈，又无明确诊断，中医辨证论治的优势则突显出来。以下介绍的治法和用药，是中医头痛诊疗中常规的治疗思路与用药。期望能给中医爱好者及头痛患者理出诊疗头绪。

一、治疗头痛引经药的运用

中医药在防治头痛上有独特的经验和疗效，而引经药的使用在头痛中又独具特色，因而有必要对头痛的引经药使用源流进行探讨。引经又称"引经报使"，是指某些药物能带引其他药物直达病所而起向导作用。它是在中医学归经理论的

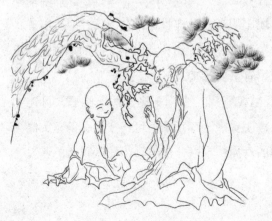

基础上，通过长期临床实践总结出的一种用药经验。善用引经药能提高用药的准确性，增加病所的有效药量，从而改善疗效。

1. 引药上行　指引药上行至头目的药物。《本草求真》曰："细辛辛温，上升入手足厥阴……头痛脑痛，善搜厥阴伏匿之邪也……治少阴头痛如神，亦

主诸阳头痛。"《本经逢原》亦曰："防风浮而升，阳也……其治大风头眩痛，恶风，风邪等病，其性上行……"张元素称川芎"上行头目，下行血海，能散肝经之风，乃治少阳厥阴经头痛，及血虚头痛之圣药也"。现代学者姜宏伟指出："白芷善治阳明之风，为治各种头痛要药，具有明显扩血管作用，且能引诸药直达巅顶。"

2. 引药下行　指能引诸药下行的药物。《本经逢原》载："丹溪言牛膝能引诸药下行，筋骨痛风在下者宜加用之。"自古以来有"诸花皆升，旋覆独降"之说，旋覆花是一味"引药下行"之品，研究认为，旋覆花和牛蒡子治疗偏头痛疗效较佳，因脑为"清阳之府"，六腑清阳之气皆上注于头，痰浊、瘀血痹阻经络，壅遏经气，导致头痛的发生，旋覆花可降逆化浊，牛蒡子可升清化浊，均可治疗头痛。

3. 引药入病所　指引药达病所的药物。《本草发挥》言柴胡为"手足少阳、厥阴四经行经药也。善除本经头痛，非他药所能止"。清代尤在泾曰："药无引使，则不通病所。"又如吴鞠通云："若本人至本家，何用向导为哉。"病有病所，药有药位，临床实践证明辨证基础上加入引经药可以提高疗效。李时珍《本草纲目》就归纳了治疗头痛各经的引经药，使引经药得以系统化，曰"引经：太阳麻黄、藁本、羌活；阳明白芷、葛根、升麻、石膏；少阳柴胡、川芎；太阴苍术、半夏；少阴细辛；厥阴吴茱萸、川芎"。

4. 引气上升　引气上行的药物。脑为"精明"之府，若出现清阳浊阴升降失调，使用药物可引气上升。《本草纲目》曰："升麻引阳明清气上行，柴胡引少阳清气上行。"

5. 引血下行　张锡纯《医学衷中参西录》曰："诚以牛膝善引上部之血下行，为治脑引血下行之方，当重用牛膝主药。"又如清代王清任《医林改错》血府逐瘀汤中取桔梗载药上行，牛膝引血下行以治疗瘀血头痛。

二、经典古方

（一）《伤寒论》六经病中头痛条文辨析

东汉张仲景《伤寒论》是一部阐述外感热病治疗规律的专著，全书10卷。其突出成就之一是确立了六经辨证体系，是全书的纲领。张仲景观察到热性病虽然错综复杂，可分为六型，即"三阳证"与"三阴证"，归纳总结了不同病程阶段和症候类型的证治经验，辨析主次分明，条理清晰，能有机地将理、法、方、药加以融合，示人以证治要领。本书记载了397法，113方，书中记载的方剂，大多疗效可靠，切合临床实际，一千多年来经历代医家的反复应用，屡试有效。由于《伤寒论》所载方剂精于选药，讲究配伍，主治明确，效验卓著，被后世誉为"众方之祖"，尊之为"经方"。明代医家方有执推崇仲景之学，精心于《伤寒论》，认为治伤寒要"心仲景之心，志仲景之志以求之"。方氏历经二十余年，对《伤寒论》逐条加以考订，在71岁时完成《伤寒论条辨》8卷，第一次对《伤寒论》做了较大的编整和考订，进一步加强了原文的系统性和条理性，重点突出，有自己的独到见解与研究成就，对后世影响较大。

1. 辨太阳病 《伤寒论·辨太阳病脉证并治上第五》曰："太阳之为病，脉浮，头项强痛而恶寒。"太阳经主一身之表阳，最容易感受外邪，邪阻经络，不通则痛。头项为太阳经循行部位，所以太阳经受邪最容易引起头项的强痛。太阳病头痛最主要的特点是恶寒，恶寒为本经之寒，此表阳受伤，宜发汗，引体内阳气外达于表，驱邪外出。太阳经阳气已复，经络已通，头痛项强当去。《伤寒论·辨太阳病脉证并治上第五》曰："太阳病，头痛至七日

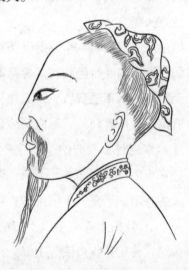

以上自愈者，以行其经尽故也，欲作再经者，针足阳明，使经不传则愈。"《伤寒论条辨》曰："太阳头痛，首条已具言之。此又独言者，举大意也。七日以上，该六日而言也。行亦传也。经尽，谓传遍也。欲作再经，谓病加进也。针足阳明夺其传路而遏之也。太阳过经不解，复病阳明而为病也。针足阳明之交，截其传路，使邪气不得再入阳明之经，则太阳之余邪亦散。非归并阳明，使之不犯少阳之谓也。太阳病，七日后，本欲再传阳明，今反而头痛自愈。"说明本经之寒在太阳经已行尽，头痛自愈意味着本经阳气已复。头痛可在太阳经行尽后自愈，是病情的好转，经络阳气通畅自然不痛。若病情加重要传于足阳明，以及针刺足阳明经穴位，激其经气，来夺其传路而遏之。此条文不仅指出了太阳病两种

转归，一是经尽阳气得复而头痛自愈，一是传于阳明，又指明可通过针刺足阳明穴位激发经气来防止传变，使病愈。

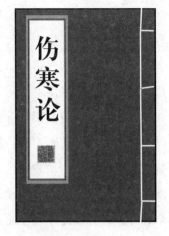

《伤寒论·辨太阳病脉证并治上第五》曰："太阳病，头痛、发热、汗出、恶风，桂枝汤主之。"《伤寒论条辨》曰："此与前条文虽差互，而证治则亦。前条有脉无头痛，以揭病名，此有头痛而无脉，以言治。互相详略耳，无异殊也。"《伤寒来苏集》曰："此条是桂枝本证，四证中头痛是太阳本证，头痛、发热、恶风与麻黄证同，本方重在汗出，汗不出者，便非桂枝证。"桂枝证中也有头痛，与麻黄汤同，其汗出而麻黄汤不汗出。虽然二者头痛都属于太阳经，但是其形成机制不同，需要仔细辨别。桂枝汤证，为外风袭卫气，导致卫不能固肌肤，营气外邪，阳气亦外泄，营卫不和，不通则痛。宜用桂枝实表阳，调和营卫，芍药收营气。麻黄汤证，为外寒袭营气，卫气内闭，营卫不和，不通则痛。宜用麻黄开卫气之闭，桂枝实表阳，调和营卫。之法虽异，但目的都在调和营卫，营卫调和，经络通而不痛。

《伤寒论·辨太阳病脉证并治上第五》曰："服桂枝汤或下之，仍头项强痛，翕翕发热，无汗，心下满微痛，小便不利者，桂枝去桂加茯苓白术汤主之。"《注解伤寒论》曰："头项强痛，翕翕发热，虽经汗下，为邪仍在表也。心下满微痛，小便不利者，则欲成结胸。今外证未罢，无汗小便不利，则心下满微痛，为停饮也。与桂枝汤以解外，加茯苓白术利小便，行留饮。"《注解伤寒论》曰："太阳病二日，则邪在表，不当发躁，而反躁者，热气行于里也。反熨其背而发汗，大汗出胃中干燥，火热入胃，胃中燥热，躁烦而谵语，至十余日振慄自下利者，火邪势微，阴气复生，津液得复业，故欲解。火邪去，大汗出则愈，若从腰以下不得汗，则津液不得下通，故欲小便不得，热气上逆而反呕也。欲失溲足下恶风者，气不得通于下而虚也。津液偏渗，今大便硬着，小便当数。《经》曰：'小便数者，大便必硬也。'此以火热内燥，津液不得下通，故小便不数及不多也。若火热消，津液和则结硬之便得润，因自大便也。便已，头卓然而痛者，先大便硬，则阳气不得下通，既得大便，则阳气降下，头中阳虚，故卓然而痛。谷气者，阳气也。先阳气不通于下之时，足下恶风，今阳气得下，故足心热也。此为太阳病，热气行于里，胃中燥热。"里实阳明热结，阳气盛于上，下之后。上冲之阳气得降，头中阳气虚，出现卓然而痛，是病愈的表现。此头痛是病愈，上冲阳气得除，阴气得复的表现。

《伤寒论·辨太阳病脉证并治上第七》曰："太阳病，脉浮而动数，浮则为风，数则为热，动则为痛，数则为虚。头痛发热，微盗汗出，而反恶寒者，表未解也。医反下之，动数变迟，膈内拒痛，胃中空虚，客气动膈，短气躁烦，心中懊恼，阳气内陷，心下因硬，则为结胸，大陷胸汤主之。若不结胸，但头汗出，余处无汗，齐颈而还，小便不利，身心发黄，大陷胸汤主之。"《注解伤寒论》曰："动数皆阳脉也，当责邪在表。睡而汗出者，谓之盗汗，为邪在半表半里则不恶寒。此头痛发热，微盗汗出反恶寒者，表未解也。当发其汗，医反下之，虚其胃气，表邪乘虚则陷，邪在表则见阳脉，邪在里则见阴脉，邪气内陷，动数之脉所以变迟，而浮独不变者，以邪结胸中。上焦阳结，脉不得沉也。客气者，外邪乘胃中空虚而入里，结于胸膈。膈中拒痛者，客气动膈也，短气躁烦，心中懊恼，皆邪热为实，阳气内陷不得通于膈。壅于心下为硬满而痛，成结胸也。与大陷胸汤，以下结热。若胃中空虚，阳气内陷，不结于胸膈，下入于胃中者，遍身汗出则为热越，不能发黄。若但头汗出，身无汗，齐颈而还，小便不利者，热不得越，必发黄。"此条讲太阳病，虽为风为热，但邪气仍在太阳，是表未解，头痛仍在，应当先解表。不能看作阳明热盛而下之，反成结胸证。头痛起因为外感表证，无论其化热还是内传，有恶寒的表证，法当解表以治之。

《伤寒论·辨太阳病脉证并治上第七》曰："太阳病下之，其脉促，不结胸者，此为欲解也。脉浮者，必结胸。脉紧者，必咽痛。脉弦者，必两胁拘急。脉细数者，头痛不止。脉沉者，必欲呕。脉沉滑者，协热利。脉浮滑者，必下血。"《注解伤寒论》曰："此太阳病下之后，邪气传变，其脉促者为阳盛，下后脉促，为阳盛阴也。故不作结胸，为欲解。下后脉浮者，为上焦阳邪结而为结胸也。《经》曰：'结胸者，寸脉浮，关脉沉。'下后脉紧则太阳之邪传于少阴。《经》曰：'脉紧者当属少阴。'《经》曰：'邪客于少阴之络，令人嗌痛，不可内食。'所以脉紧者必咽痛，脉弦则太阳之邪传于少阴。《经》曰：'尺寸俱弦者，少阳受之也。其脉循胁络于耳。'所以脉弦者，必两胁拘急，下

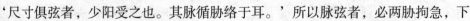

后邪气传里，则头痛未止，脉沉紧则太阳之邪传于阳明，为里实也。"沉为在里，紧为里实，阳明里实，故必欲呕。脉滑则太阳之邪传于肠胃，以胃为阴气有余，知邪气入里，干于下焦也。沉为血胜气虚，是为协热下利，浮为气胜血虚，是治必下血。《经》曰："'不宜下而便攻之，诸变不可胜数。'次之谓也。"太阳病，下之后，中气不虚，不结胸，中气大虚，必结胸。脉细数，为中气大亏，津液大损，太阳经气血不足，不荣则痛，且疼痛缠绵。此为太阳表证误下之后，气血不足的头痛。

《伤寒论·辨太阳病脉证并治上第七》曰："太阳与少阳并病，头项强痛，或眩冒，时如结胸，心下痞硬者，当刺大椎第一间，肺俞、肝俞，慎不可发汗；发汗则谵语，脉弦，五日谵语不止，当刺期门。"《伤寒论条辨》曰："眩，目无常主而旋转也。冒，昏曚不明也。"《注解伤寒论》曰："太阳之脉，络头下项，头项强痛者，太阳表病也。少阳之脉，循胸络胁，如结胸心下痞硬者，少阳里病也。太阳少阳相并为病，不纯在表，故项不单强痛而或眩冒，亦未全入里，故时如结胸，心下痞硬，此邪在半表半里之间也。刺大椎第一间，肺俞以泻太阳之邪，刺肝俞以泻少阳之邪，邪在表则可发汗，邪在半表半里则不可发汗，发汗则亡津液，损动胃气。少阳之邪，因干于胃，土为木刑，必发谵语，脉弦，至五六日传经尽，邪热去而谵语当止，若复不止，为少阳邪热甚也。刺期门以泻肝胆之气。"此条为太阳与少阳并病，除了表证头项强痛外，出现半表半里的结胸、心下痞硬时，可针刺大椎第一间、肺俞，泻太阳经之邪，刺肝俞泻少阳经之邪。此时出现半表半里症状的头痛，不能用纯发表的办法，否则会更损伤胃气。配合针刺来疏泄邪气能达到更好的效果。

《伤寒论·辨太阳病脉证并治上第七》曰："太阳中风，下利呕逆，表解者，乃可攻之。其人漐漐汗出，发作有时，头痛，心下痞硬满，引胁下痛，干呕短气，汗出不恶寒者，此表解里未知也，十枣汤主之。"《注解伤寒论》曰："下利呕逆，里受邪也。邪在里者可下，亦须待表解者乃可攻之，其人漐漐汗出，发作有时，不恶寒者，表已解也。头痛心下痞硬满，引胁下痛，干呕短气者，邪热内蓄而有伏饮，是里未和也。与十枣汤，下热逐饮。"太阳中风后，出现心下痞硬满，胁下痛，干呕短气，汗出不恶寒时，头痛的症状就不是表症经气不通引起的，而是表邪内传，邪热内蓄而有伏饮，造成阳气不能外达，太阳经气不通造成的。此时应当用十枣汤，下热逐饮。虽然是太阳经的头痛，但是其病机不在经也不在腑，且表症已解，此时当随证治之，头痛自愈。

2. 辨阳明病 《伤寒论·辨阳明病脉证并治上第八》曰："阳明病，反无汗而小便利，二三日呕而咳，手足厥者，必苦头痛。若不咳不呕，手足不厥者，头不疼。"《注解伤寒论》曰："阳明病法多汗，反无汗而小便利者，阳明伤寒而寒气攻之，至二三日，呕咳而支厥者，寒邪发于外业。必苦头痛，若不咳不呕手足不厥者，是寒邪但攻里而不外发，其头亦不痛也。"《伤寒论条辨》曰："此亦寒胜，故小便利、呕、手足厥，手足为诸阳之本，三阳皆上头，故手足厥者，必苦头痛也。"此条为阳明经头痛，阳明伤寒，为胃家受寒邪。内有寒而不外发不咳不呕手足不厥。有寒而外发者，不仅阳明腑寒，且阳明经气受寒，寒凝阳明之脉，出现阳明经循行部位经气不通，不通则痛。阳明头痛也是经脉受寒邪，与阳明典型的热证不一样，治法上也有很大不同，需要鉴别。

3. 辨少阳病 《伤寒论·辨少阳病脉证并治第九》曰："伤寒脉弦细，头痛发热者，属少阳。少阳不可发汗，发汗则谵语。此属胃，胃和则愈。胃不和，烦而悸。"《注解伤寒论》曰："《经》曰：'三部俱弦者，少阳受病。'脉细者邪渐传里，虽头痛发热，为表未解，以邪客少阳，为半表半里，则不可发汗，发汗亡津液，胃中干燥。少阳之邪，因传入于胃，必发谵语，当与调胃承气汤下之，胃和则愈，不下则胃为少阳小邪干支，故烦而悸。"《伤寒论条辨》曰："少阳属木，故其脉弦，细则欲入里也。谵语者，夺其血液而胃干，故心慌而乱也。胃和，以来至实言。不和，言实也。然上条以风言，风主气，故禁吐下，此以寒言，寒主血，故禁汗，对举以示教也。"少阳头痛发热，为表邪未解，邪客少阳，居于半表半里。脉弦细，为阳气损伤，津液亏虚，不可发汗，发汗则阳气和津液更加虚衰，出现邪陷阳明症状，而见谵语。胃气和则愈，胃气不和，则仍为半表半里之证，有心烦心悸。少阳头痛，不能发汗，虽为伤寒，但要以和解少阳来治。

4. 辨厥阴病 《伤寒论·辨厥阴病脉证并治第十二》曰："干呕吐涎沫，头痛者，吴茱萸汤主之。"《注解伤寒论》曰："干呕吐涎沫者，里寒也。头痛者，寒气上攻也。与吴茱萸汤温里散寒。"《伤寒来苏集》曰："呕而无物，胃虚可知矣，吐唯涎沫，胃寒可知矣，头痛者，阳气不足，阴寒得以乘之也。吴茱萸汤温中益气，升阳散寒，呕痛尽除矣。干呕吐涎是二证，不是并见。"此为厥阴头痛。干呕为胃气虚，吐涎沫为胃中寒，头痛为寒邪外出达于厥阴经，厥阴经络到达巅顶，头中阳气不足，经中寒气得以乘之，寒性凝滞，不通则痛。吴茱萸汤温中散寒，为治疗厥阴头痛的要方。此和阳明头痛相类似，都是中阳不足，又受寒邪，致寒气外散，经络不通所致。

桂枝汤

［组成］桂枝（去皮）三两（9g），芍药三两（9g），甘草（炙）二两（6g），生姜（切）三两（9g），大枣（擘）十二枚（3枚）。

［用法］上五味，咬咀，以水七升，微火煮取三升，去滓，适寒温，服一升。服已须臾，啜热稀粥一升余，以助药力，温覆令一时许，遍身蔪蔪微似有汗者益佳，不可令如水流离，病必不除。若一服汗出病差，停后服，不必尽剂；若不汗，复服，依前法；又不汗，后服小促其间，半日许令三服尽。若病重者，一日一夜服，周时观之，服一剂尽，病症犹在者，复作服；若汗不出，乃服至二三剂。禁生冷、黏滑、肉面、五辛、酒酪、臭恶等物。

桂枝去桂加茯苓白术汤

［组成］芍药三两（15g），炙甘草二两（10g），生姜三两（15g），白术三两（15g），茯苓三两（15g），大枣（擘）十二枚（4枚）。

［用法］上六味，以水八升，煮取三升，去滓，温服一升。小便利则愈。

大陷胸汤

［组成］大黄（去皮，10g）、芒硝（10g）、甘遂（1g）。

［用法］上三味，以水六升，先煮大黄，取二升，去滓，内芒硝，煮一二沸，内甘遂末，温服一升。得快利，止后服（现代用法：水煎，溶芒硝，冲甘遂末服）。

［禁忌］凡平素虚弱，或病后不任攻伐者，禁用本方。因本方为泻热逐水峻剂，既要防止利下过度，伤及正气，又要及时攻下，以防留邪为患。能否继续攻下，应视药后快利与否而定。

十枣汤

［组成］芫花（1.5g）、大戟（1.5g）、甘遂（1.5g）、大枣（10枚）。

［用法］先煮枣去滓，内前药末，强人服一钱，虚人五分，或枣肉为丸。病不除者，再服，得快下后，糜粥自养。

［不良反应］临床常有恶心，胃肠不适感。本药经醋制毒性降低。

吴茱萸汤

［组成］吴茱萸（9g）、人参（9g）、生姜（18g）、大枣（4枚）。

［用法］上四味，以水1L，煮取400ml，去滓，温服100ml，每日服3次。

（二）《医法圆通》论治头痛

《医法圆通》为中医界火神派开山之作，其作者为清代著名医家郑钦安。强调外感当以六经为提纲，内伤应从阴阳论治。郑氏认为，外感六淫均会引起头痛，言之"头痛从外而入者，风、寒、暑、湿、燥、火六客之邪干之也"。其中，风为百病之长，"高巅之上，唯风可到"，扰动清阳，故见头痛；寒主收引，头痛较为剧烈；暑邪为夏季火热之邪，多夹湿共同致病，湿性重浊黏滞，故可见头痛如裹、头部沉重、昏昏欲睡等。内伤致病的根本病

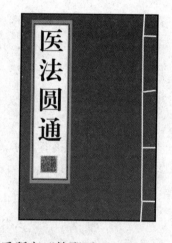

因来源于两个方面：一为外邪不解，传之于里，即郑氏所言"外邪干于三阳，俱以表称；干于三阴，俱以里论""三阳之外邪不解，则必传于三阴"。其二为七情过度，久病而致阳虚、阴虚的内伤。此类头痛，无外感症状，且其头痛症状多兼有头眩、昏晕。郑氏认为，七情内伤以及久病，伤及阴阳导致头晕头痛。其言阳虚者颇多，阳虚日久，不能镇纳浊阴，阴气上腾，故临证有见头痛如裂如劈，有的好像泰山压顶的感觉，还有的患者感觉绳索紧捆头部；如果症情严重者，阳气外脱于上，临证可见患者气喘、唇舌青黑、口渴喜滚烫之饮水。若内伤伤及阴分，则患者自觉火邪上冲，临证可见心烦、咽干、小便赤、喜饮冷。若阴虚至极，则临床反而可见其人安静、不喜冷饮、咽不干、便不赤、心不烦，但见唇舌

青黑，这是脱证危候的表现。

1. 外感六淫从三阳论治 风寒暑湿燥火，从外而感，伤及三阳，从仲景六经之三阳论治，分别为太阳头痛、阳明头痛、少阳头痛。太阳头痛，可见头痛、脉浮、项强、发热、恶寒、恶风等症状。若自汗恶风，治宜疏风散寒，调和营卫；拟桂枝汤加减。若恶寒无汗，则治以疏风散寒、发汗解表；拟麻黄汤加减。阳明头痛，症见额前头痛为主，眉棱、眼眶胀痛，兼有发热。治宜清热止痛，拟仲景葛根汤加减。少阳头痛，症见头部两侧疼痛为主，伴有寒热往来、目眩、口苦。治宜和解少阳，拟小柴胡汤加减。

2. 外邪入里所致内伤头痛从三阴论治 郑氏认为，三阳之外邪不解，必当传于三阴。此时，当从三阴论治头痛。若传于太阴，则因太阴脾土主湿，邪从湿化，湿气上蒸，故头痛，伴有头重如裹，四肢酸痛而冰凉，腹满、呕吐、纳差等症状，治宜温中除湿，方拟理中汤加减。如邪气未解，继续传入少阴，则易发生两种相反的结局，因邪在少阴，可从寒化也可从热化。

（1）若邪从火化为热邪，热气上蒸，可见头痛伴有咽干、小便短赤、少气懒言、肌肤干燥。治宜养阴祛邪，方拟鸡子黄连汤加减，取其润燥救阴之内涵。

（2）若邪从寒化而成阴邪，此时可见头痛，伴有身重、但欲寐、懒言、咽干而口不渴，脉微欲绝。治宜温经散寒止痛，方拟麻黄附子细辛汤加减。

（3）邪气未解深入厥阴所致头痛。厥阴主风木，邪气易从风而化，故此类头痛多以巅顶疼痛为主；加之厥阴为至阴之所，邪气入侵到此层面，从阴而化者居多，故临证可多见患者伴有干呕、吐涎、爪甲口唇青紫、肢冷腹痛。治宜温肝降逆，方拟吴茱萸四逆汤加减。

3. 七情、久病所致内伤头痛从阴阳论治 郑氏认为，内伤日久，七情过度均可导致阴阳失调而头痛，但此类头痛以头痛、眩晕为主要临床表现。若七情久病导致阳气亏虚，则阳气不能镇纳浊阴，阴气上腾，临床可见头痛如裂如劈，有如泰山压顶，绳索紧捆，伴有气喘、唇舌青黑、渴饮滚烫，此属阳气脱于上，这是危险症候。治宜回阳救逆，方如大剂白通汤、四逆汤之类。若内伤七情、久病所致阴虚头痛，临证可见邪火上冲而致心烦、咽干、便赤、饮冷，自觉有火热感从脚底而上，从两腰而上，从肚脐下而上，头痛无定时，治宜扶阴为主，方拟六味地黄汤为主。临证随症加减。如症见雷鸣头痛，则为邪气夹肝火上聚于头顶所致，宜清震汤加减治疗；若症见头响不停，乃肝气郁结，化火上冲，治以小柴胡汤加丹皮、栀子等；若头痛伴有摇动不止，则为风邪浸淫入内，宜养血祛风，方拟养血汤；若症见头痛伴有头重者，乃时气上蒸所致，可予以祛风除湿汤；临证还可见宿食所致头痛，此类头痛临证见有饭后疼痛加剧，饭前头痛不明显，此乃胃中浊气上蒸，治宜健脾理气消食。

论治本病的注意事项。其一，治疗本病需未病先防，既病防变。其言："邪在三阳，法宜升解，不使入内为要；邪在三阴，法宜温固，由内而释，不使伤表为先。"充分说明了郑氏的治未病观念。其二，治疗需灵活变通。其举例说明，内伤所致阴虚头痛，若病人自觉火热感自下而上时，症见患者安静、不喜冷饮、咽不干、便不赤、心不烦、唇舌青紫，此时不宜滋阴，此乃阴气上腾，宜辛甘化阳为法。说明郑氏在论治头痛中，不照搬理论，从临床实际出发，灵活变动。其三，临证需准确辨证。郑氏言到，不能一见头痛，不按阴阳，不辨内外，皆以风论之，用药全为川芎、白芷、荆芥、蔓荆子、藁本、羌活等。此类药为去三阳表分之风，若用以治疗三阴头痛或内伤头痛，则不能取得分毫疗效。

附注

桂枝汤

[组成] 桂枝（去皮）三两
（9g）、芍药三两（9g）、甘草（炙）
二两（6g）、生姜（切）三两（9g）、
大枣（擘）十二枚（3枚）。

[用法] 上五味，（㕮）咀，以水
七升，微火煮取三升，去滓，适寒温，
服一升。服已须臾，啜热稀粥一升余，
以助药力，温覆令一时许，遍身漐漐微

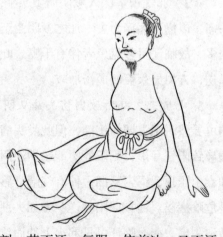

似有汗者益佳，不可令如水流离，病必
不除。若一服汗出病差，停后服，不必尽剂；若不汗，复服，依前法；又不汗，
后服小促其间，半日许令三服尽。若病重者，一日一夜服，周时观之，服一剂
尽，病症犹在者，复作服；若汗不出，乃服至二三剂。禁生冷、黏滑、肉面、五

辛、酒酪、臭恶等物。

麻黄汤

[组成] 麻黄（9g）、桂枝（6g）、杏仁（12g）、炙甘草（3g）。

[用法] 上四味，以水九升，先煮麻黄，减二升，去上沫，内诸药，煮取二升半，去滓，温服八合。覆取微似汗，不须啜粥，余如桂枝法将息（现代用法：水煎服，温覆取微汗）。

葛根汤

[组成] 葛根（12g）、麻黄（去节）（9g）、桂枝（去皮）（6g）、生姜（9g）、炙甘草（6g）、芍药（6g）、大枣（擘，12枚）。

[用法] 上七味，以水1L，先煮麻黄、葛根，减至800ml，去上沫，纳诸药，再煮取300ml，去滓，每次温服150ml，覆取微发汗。

小柴胡汤

[组成] 柴胡（30g）、黄芩（18g）、人参（18g）、清半夏（18g）、炙甘草（18g）、生姜（切，18g）、大枣（擘，12枚）。

[用法] 上七味，以水一斗二升，煮取六升，去滓，再煎，取三升，温服一升，日三服。

理中汤

[组成] 人参（9g）、干姜（9g）、炙甘草（9g）、白术（9g）。

[用法] 上药切碎。用水1.6L，煮取600ml，去滓，每次温服200ml，日三服。服汤后，如食顷，饮热粥200ml左右，微自温，勿揭衣被。

鸡子黄连汤

[组成] 鸡子黄（1枚）、黄连（10g）、黄芩（10g）、阿胶（10g）、白芍（30g）。

[用法] 先煮黄连、黄芩、白芍，加水8杯，浓煎至3杯，去渣后，加阿胶烊化，再加入鸡子黄（此鸡子黄为生鸡蛋黄），搅拌均匀。热滚，分2次，早、晚服用。

[宜忌] 舌苔厚腻者忌服。

麻黄附子细辛汤

[组成]麻黄二两（10g）、附子一枚（炮，15g）、细辛二两（10g）。热微者，以甘草易细辛微发汗。

[用法]以上三味，以水一斗，先煮麻黄，减二升，去沫，内诸药，煮取三升，去滓，温服一升，日三服。现代煎煮法：附子先下，煮开小火持续三十分钟，入细辛，持续二十分钟，入麻黄，持续五分钟，去沫取汁。麻黄发表，久煮无效。附子有毒，久煮去毒，然太久则效减。附子之效，在乎其毒也。

吴茱萸汤

[组成]吴茱萸（9g）、人参（9g）、生姜（18g）、大枣（4枚）。

[用法]上四味，以水1升，煮取400ml，去滓，温服100ml，日服三次。

白通汤

[组成]附子（15g）、干姜（6g）、葱白（4根）。

[用法]上三味，以水三升，煮取一升，去滓，分温再服。

四逆汤

[组成]附子一枚（生用，破8片）、干姜一两半、炙甘草二两，强人可大附子一枚、干姜三两。

[用法]以水3L，煮取1L 2合，去滓，分温再服。强人可大附子1枚，干姜3两。

[特别注意]汉代计量单位换算公式如下：1斤＝16两＝248～250g，1L＝10合＝200ml。

六味地黄汤

[组成]熟地黄（15g）、山茱萸（12g）、山药（12g）、牡丹皮（10g）、泽泻（10g）、茯苓（10g）。

[用法]上药加水适量共煎，去渣取汁。每天1剂，分两次服。

清震汤

[组成]升麻（30g）、苍术（30g）、干荷叶1张（15～20g）。

[用法]共为末，每服15g，水煎服。

养血汤

［组成］当归（6g）、生地黄（3g）、玄参（6g）、阿胶（6g）、知母（6g）、红花（酒洗，6g）、桃仁（研泥，1.5g）。

［用法］上锉一剂。用水400ml，煎至320ml，加生白蜜20ml调服。

祛风除湿汤

［组成］当归（酒洗，3g）、川芎（2.5g）、橘红（3g）、赤芍药（3g）、半夏（姜制，3g）、苍术（米泔制，3g）、片术（3g）、白茯苓（3g）、乌药（3g）、枳壳（3g）、桔梗（2.5g）、黄连（酒炒，3g）、黄芩（酒炒，6g）、白芷（2.7g）、防风（2.5g）、羌活（3g）、甘草（1.5g）。

［用法］上咬咀。加生姜5片，用水400ml，煎至320ml，空腹时服。

（三）元·朱丹溪论头痛

朱丹溪（1281—1358年），字彦修，名震亨，汉族，婺州义乌（今浙江义乌市）人，元代著名医学家。因家乡有条美丽的小溪叫丹溪，死后，人们尊称他为丹溪翁。他医术高明，治病往往一帖药就见效，故又被称为"朱一帖""朱半仙"。朱丹溪倡导滋阴学说，创立丹溪学派，对中医学贡献卓著，后人将他和刘完素、张从正、李东垣一起，誉为"金元四大医家"。

《丹溪治法心要》中有："头旋眼黑头痛，阴虚挟火，安神汤。"其中的"目眩无所见""眼黑"合乎西医先兆性偏头痛中视觉先兆症状的表现。

《丹溪心法》"头风发动，顶后、两项筋紧吊起痛者，霍其人挟寒挟虚，宜三五七散。

《丹溪心法·眉眶痛六十九》中有"眉眶痛属风热与痰，作风痰治，类痛风证……痛有二证，眼属肝，有肝虚而痛，才见光明则眶骨痛甚，宜生熟地黄丸；又有眉棱骨痛，眼不可开，昼静夜剧，宜导痰汤，或芎辛汤入牙茶，或二陈汤，吞青州白丸子良。"

《丹溪治法心要》曰"血虚头痛，自鱼尾上攻头目者，必用芎归汤。"

《丹溪心法治要》："头痛如破，酒炒大黄半两为末，茶调服。"这里讲的"头痛如破"表示疼痛程度剧烈和原发性爆发型头痛的特点相符。

附注

安神汤

［组成］生甘草（6g）、炙甘草（6g）、防风（7.5g）、柴胡（15g）、升麻（15g）、酒生地黄（15g）、酒知母（15g）、黄芪（60g）、酒黄柏（30g）、羌活（30g）。

［用法］上为粗末。每服15g，用水400ml，煎至200ml，加蔓荆子1.5g，川芎0.9g，再煎至150ml，去滓，临卧热服。

三五七散

［组成］人参（30g）、麻黄（去节，30g）、川芎（30g）、肉桂（30g）、当归（30g）、川乌（15g）、甘草（15g）。

［用法］上药为末。每服6g，茶水送下，日服三次。

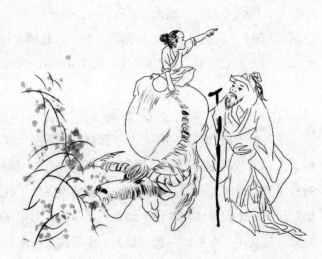

生熟地黄丸

［组成］生地黄1两（25g），熟地黄1两（25g），玄参1两（25g），金钗石斛1两（25g）。

［用法］上为末，炼蜜为丸。口服。

导痰汤

［组成］半夏（6g）、橘红（3g）、茯苓（3g）、枳实（麸炒，3g）、南星（3g）、甘草（1.5g）。

［用法］半夏四两，汤泡七次；天南星炮，去皮；橘红、枳实去瓤；麸炒、茯苓去皮各一两；甘草半两，炙上咬咀（是指将药用口咬碎成小块，利于熬药时药物有效成分析出），每服四钱，水二盏；生姜十片。煎至八分，去滓温服（是指算出药液，去掉药渣子）。

茶牙汤

［组成］细茶牙1两（25g）、生草乌半两（去皮尖，12g）、细辛半两（6g）。

［用法］制备方法：上为粗末。用法用量：每服5钱，水2盏，慢火煎至6分，去滓温服。

二陈汤

［组成］半夏五钱（汤洗七次，15g），橘红五钱（15g），白茯苓三钱（9g），炙甘草一钱半（4.5g），生姜七片，乌梅一枚。

［用法］上药叹咀，每服四钱（12g）、用水一盏，生姜七片，乌梅一枚，同煎六分，去滓，热服，不拘时候（现代用法：加生姜7片，乌梅1枚，水煎温服）。

青州白丸子

［组成］半夏（水浸洗过，生用）（210g）、川乌头（去皮、脐，生用）（15g）、天南星（生）（90g）、白附子（生）（60g）。

［用法］上药捣碎，罗为细末，以生绢袋盛，用井花水摆，未出者更以手揉令出；如有滓，更研，再入绢袋摆尽为度，放瓷盆中，日中晒，夜露至晓，弃水，别用井花水搅，又晒，至来日早晨，更换新水搅；如此春五日、夏三日、秋七日、冬十日，去水晒干，候如玉片，碎研，以糯米粉煎粥清为丸，如绿豆大。初服5丸，加至15丸，生姜汤下，不拘时候。如瘫缓风，以温酒下20丸，日三服，至三日后，浴当有汗，便能舒展。服经三五日，呵欠是应。常服10粒以来，永无风痰隔壅之患。小儿惊风，薄荷汤下2～3丸。

归芍汤

［组成］当归3钱（25g）、白芍2钱（半生半炒）（25g）、莱菔子2钱（炒，研）（25g）、广木香8分（6g）、槟榔7分（6g）、枳壳8分（6g）、甘草5分（6g）、净车前1钱5分（18g）、山楂1钱5分（砂糖炒）（18g）。

［用法］白痢加生姜，红痢加白糖，水煎服。

（四）元·李东垣论头痛

李东垣（1180—1251年），又名李杲，字明之，中国金元时期著名医学家，晚年自号东垣老人，真定（今河北省正定）人。李东垣从师于张元素，是中国医学史上"金元四大家"之一，属易水派，是中医"脾胃学说"的创始人。李东垣十分强调脾胃在人身的重要作用，因为在五行当中，脾胃属于中央土，因此李东垣的学说也被称作"补土派"。主要著作有《脾胃论》《内外伤辨惑论》《用药法象》《医学发明》《兰室秘藏》《活法机要》等。

《兰室秘藏》，是取《皇帝内经·素问》"藏诸灵兰之室"之意，寓含所载方论有珍藏价值，共3卷，21门，每门中有论、有方，内容涉及内外妇儿眼耳鼻等各科，以内科疾病所占篇幅最大，将脾胃学说广泛运用于临床各科。《兰室秘藏》全书共载280余首方剂，方中药味虽多，但配伍精当，君臣佐使，相制相用，条理井然。

1. 辨经论治 《兰室秘藏·头痛门》："故太阳头痛，恶风脉浮紧，川芎、羌活、独活、麻黄之类为主。少阳经头痛，脉弦细，往来寒热，柴胡为主。阳明头痛，自汗，发热恶寒，脉浮缓长实者，升麻、葛根、石膏、白芷为主。太阴头痛，必有痰，体重，或腹痛，为痰癖，其脉沉缓，苍术、半夏、

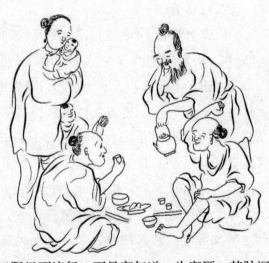

天南星为主。少阴经头痛，三阴、三阳经不流行，而足寒气逆，为寒厥，其脉沉细，麻黄、附子、细辛为主。厥阴头痛，项痛，或痰吐涎沫，厥冷，其脉浮缓，吴茱萸汤主之。"阳明头痛，指邪气侵犯阳明经而引起的头痛。头为诸阳之会，手足三阳经均上行于头面，由于受邪的脏腑经络不同，头痛的部位也不相同，一般阳明头痛，在前额部及眉棱骨等处，头痛在阳明经脉循行部位。《冷庐医话·头痛》："属阳明者，上连目珠，痛在额前。《普济方》卷三："阳明头痛，在经白虎汤主之，入腹调胃承气汤下之。"太阴头痛，太阴经虽不上头，然

痰与气逆壅于膈，头上气不得畅，亦可见头痛。故太阴头痛必有痰，体重或腹痛，为痰癖，其脉沉缓，治以苍术、半夏、天南星为主。关于少阴头痛，《症因脉治·头痛论》有记载："心疼烦闷，头痛，痛连骸骨，少阴症也。"

后世医家，根据其经络辨证用药，总结出经络辨证用方，如下。

（1）阳明头痛

［证候］前额连接眉棱骨疼痛，头痛欲裂，眼睛红赤，潮热自汗；舌苔黄燥，脉大有力。

［治则］清泄阳明经实热。

［主方］白虎汤加减。

［方药］生石膏一斤（50g），知母六两（18g），粳米六合（9g），生甘草二两（6g），葛根（12g），升麻（9g），白芷（12g）。

［用法］以水一斗，煮米熟汤成，去滓，温服一升，日三服。

本证出现腹痛、便秘等胃肠道不适，予调胃承气汤加减。

［方药］大黄五钱（12g），甘草三钱（6g），芒硝一钱半（9g）。

［用法］以水三升，煮二物至一升，去滓，内芒硝，更上微火一二沸，温顿服之，以调胃气。

（2）少阳头痛

［证候］头两侧连耳根、发际作痛，或偏头痛，伴有忽冷忽热，寒热往来，胸胁苦满，口苦目眩；脉弦细，舌质偏红，苔薄黄。

［治则］和解表里。

［主方］小柴胡汤加减。

（3）太阳头痛

［证候］多在后头部疼痛，连及颈项背部，发热恶风寒，脉浮。多见于风寒、风热等外感证。

［治则］疏风解表。

［主方］羌活除湿汤。

［方药］羌活一钱（6g），防风一钱（6g），藁本一钱（6g），生姜三片，升麻（6g），苍术（9g）。

［用法］上㕮咀，都作一服；水二盏，煎至一盏，去滓，食后温服（现代用

法：作汤剂，水煎服）。

（4）厥阴头痛

[证候]痛在头顶部，牵及头角，自我感觉有一股气向上冲腾，或欲吐而不得吐，或吐涎沫。

[治则]温散厥阴寒邪。

[主方]吴茱萸汤加减。

2. 辨证论治　寒湿头痛指寒湿上乘、经气凝滞而致头痛。《素问·生气通天论》有"因于湿，首如裹"之载述。《兰室秘藏·头痛门》："如气上不下，头痛巅疾者，下虚上实也，过在足少阳巨阳，甚则入肾，寒湿头痛也。"《医钞类编》卷五："寒湿头痛，首如裹，面如蒙，恶风恶寒，拘急不仁……宜苍、朴、紫苏之属。寒湿头痛，眩晕，渗湿汤；湿气在表，头重，羌活胜湿汤。"湿热头痛，头痛因于湿热蒙蔽清窍所致。除头痛外，每有心烦，身重肢痛，或见面目、四肢浮肿，舌苔黄腻、舌质红，脉多濡数。《兰室秘藏·头痛门》："心烦头痛者，病在膈中，过在手巨阳、少阴，乃湿热头痛也。"

渗湿汤

[组成]厚朴（60g）、丁香（30g）、甘草（30g）、附子（30g）、砂仁（24g）、干姜（24g）、肉果（面裹煨透）（24g）、高良姜（24g）。

[用法]上药锉碎。每服15g，加生姜3片，大枣3枚，水150ml，煎至100ml，去滓空腹时服。

[功用]温胃除湿。

[主治]脾胃虚寒，四肢困倦，骨节酸痛，头晕鼻塞，恶风，多虚汗，痰饮不清，胸满气促，心腹胀闷，两胁刺痛，霍乱吐泻。

羌活胜湿汤

[组成]羌活一钱（6g），独活一钱（6g），藁本五分（3g），防风五分（3g），甘草炙五分（3g），蔓荆子三分（2g），川芎二分（1.5g）。

[用法]上咬咀，都作一服；水二盏，煎至一盏，去滓，食后温服（现代用法：作汤剂，水煎服）。

[功用]祛风，胜湿，止痛。

[主治] 风湿在表之痹证。肩背痛不可回顾，头痛身重，或腰脊疼痛，难以转侧，苔白，脉浮。

血虚头痛，阴血亏损不能上荣所致的头痛。《兰室秘藏·头痛门》："血虚头痛，当归、川芎为主。"证见眉尖至头角抽痛，善惊惕，脉芤，或见头隐隐作痛，头晕目花，面色㿠白，心悸等。治宜补血为主。"在此理出血证头痛的方药如下。

丹参息痛方

[主治] 功能活血化瘀，养血平肝。主治高原地区血管性头痛。

[组方] 丹参（15g）、当归（10g）、白芍（10g）、川芎（12g）、熟地黄（10g）、鸡血藤（15g）、夏枯草（9g）、珍珠母（先煎）（20g）、细辛（后下）（2g）、刺蒺藜（10g）、菊花（6g）、秦艽（10g）。

[用法] 加水1000ml煎煮后加入白糖熔化，浓缩至100ml。每日1剂，12～15天为1个疗程。

天麻头痛散

[主治] 功能活血化瘀，驱风镇痛。主治偏头痛。

[组方] 天麻（12g）、当归尾（12g）、白菊花（12g）、白芷（12g）、川芎（12g）、丹参（12g）、红花（10g）、桃仁（6g）、生地黄（10g）、茯苓（12g）、白芍（12g）、蔓荆子（12g）。

[用法] 水煎服，每日1剂，每日3次，饭后服。

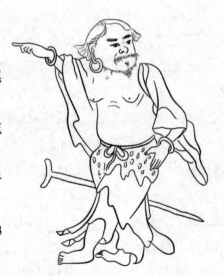

当归化瘀方

[主治] 功能活血化瘀；主治瘀血阻络型血管神经性头痛。

[组方] 当归（10g）、牡丹皮（10g）、红花（6g）、生地黄（15g）、桔

梗（9g）、川芎（6g）。

［用法］水煎服，每日1剂，每日3次，饭后服。

清肝痛停方

［主治］功能清肝凉血；主治肝经血热型血管神经性头痛。

［组方］龙胆草（9g）、柴胡（9g）、生地黄（15g）、牡丹皮（12g）、赤白芍各10g、枳壳（9g）。

［用法］水煎服，每日1剂，每日3次，饭后服。

3. 头痛条文分析

（1）白术半夏天麻汤：《兰室秘藏》载"太阴头痛必有痰，体重或腹痛为痰癖，其脉沉缓，苍术、半夏、天南星为主……白术半夏天麻汤治痰厥头痛药也。"

［组成］黄柏（酒洗）（0.6g）、干姜（0.9g）、天麻（1.5g）、苍术（1.5g）、白茯苓（1.5g）、黄芪（1.5g）、泽泻（1.5g）、人参（1.5g）、白术（3g）、炒神曲（3g）、半夏（汤洗七次）（1.5g）、大麦（1.5g）、蘖面（1.5g）、橘皮（1.5g）。

［用法］上药哎咀。每服15g，用水300ml，煎至150ml，去滓，带热服。

［功用］补脾胃，化痰湿，定虚风。

［主治］脾胃虚弱，痰湿内阻，虚风上扰，致成痰厥头痛，证见头痛如裂，目眩头晕，胸脘烦闷，恶心呕吐，痰唾稠黏，气短懒言，四肢厥冷，不得安卧者。

（2）清上泻火汤：主治热厥头痛，得寒则止，遇热则作。

［组成］荆芥穗（0.6g）、川芎（0.6g）、蔓荆子（0.9g）、当归身（0.9g）、苍术（0.9g）、酒黄连（1.5g）、生地黄（1.5g）、藁本（1.5g）、生甘草（1.5g）、升麻（2.1g）、防风（2.1g）、酒黄柏（3g）、炙甘草（3g）、黄芪（3g）、酒黄芩（4.5g）、酒知母（4.5g）、羌活（9g）、柴胡（15g）、细辛（2g）、红花（2g）。

［用法］上药锉碎，分作二服。每服用水300ml，煎至150ml，去滓，食后稍热服。

（3）麻黄茱萸汤：治胸中痛，头痛，食减少，咽嗌不利，右寸脉弦急。

[组成]麻黄（1.5g）、羌活（1.5g）、吴茱萸（0.9g）、黄芪（0.9g）、升麻（0.9g）、黄芩、当归（各0.6g）、黄柏（0.6g）、藁本（0.6g）、川芎（0.3g）、蔓荆子（0.3g）、柴胡（0.3g）、苍术（0.3g）、黄连（0.3g）、半夏（0.3g），细辛少许，红花少许。

　　[用法]上锉碎，都作一服。用水300ml，煎至150ml，去滓稍热，食后服。

　　（4）补中益气汤：清·张璐《张氏医通》载"头痛耳鸣，九窍不利，胃肠之所生，或劳役动作则痛，此气虚火动也，补中益气汤加川芎、蔓荆子"。此方治烦劳内伤，身热心烦，头痛恶寒，懒言恶食，脉洪大而虚。

　　[组成]黄芪（30g）、甘草（炙）（30g）、人参（去芦）（20g）、当归身（酒焙干或晒干）（12g）、橘皮（不去白）（20g）、升麻（20g）、柴胡（20g）、白术（20g）。

　　[用法]上药㕮咀，都作一服。用水300ml，煎至150ml，去滓，空腹时稍热服。

　　（5）养血胜风汤：《医醇賸义》有"血虚头痛者，自觉头脑俱空，目瞀而眩，养血胜风汤主之"。此方用于血虚头痛，自觉头脑俱空，目既而弦。

　　[组成]生地黄（18g）、当归（6g）、白芍（4.5g）、川芎（3g）、枸杞子（9g）、五味子（1.5g）、枣仁（4.5g）、柏子仁（6g）、杭菊（6g）、桑叶（3g）、大枣（10枚）、黑芝麻（9g）。

　　[用法]水煎服。

三、辨证治疗头痛常用方

　　1. 风寒头痛

　　[主症]头痛时作，痛连项背，恶风畏寒，遇风尤剧，口不渴，苔薄白，脉浮紧。

　　[治法]疏散风寒止痛。

　　[代表方]川芎茶调散加减。

　　[常用药]川芎、白芷、藁本、羌活、细辛、荆芥、防风、薄荷、菊花、蔓荆子。

　　[临床加减]风寒头痛、恶寒明显者，加麻黄、桂枝、川乌；寒邪侵于厥阴

经脉，症见巅顶头痛、干呕、吐涎沫、四肢厥冷、苔白、脉弦者，用吴茱萸汤去人参，加藁本、川芎、细辛。

寒邪客于少阴经脉，症见头痛、足寒、气逆、背冷、脉沉细者，方用麻黄附子细辛汤加白芷、川芎。

2. 风热头痛

［主症］头痛而胀，甚则头涨如裂，发热或恶风，面红目赤，口渴喜饮，大便不畅，或便秘，溲赤，舌尖红，苔薄黄，脉浮数。

［治法］疏风清热和络。

［代表方］芎芷石膏汤加减。

［常用药］菊花、薄荷、蔓荆子、川芎、白芷、羌活、生石膏。

［临床加减］风热头痛，高热烦渴、舌红少津者，可重用石膏，配知母、天花粉、黄芩、山栀子；大便秘结、腑气不通、口舌生疮者，可用黄连上清丸泄热通腑。

3. 风湿头痛

［主症］头痛如裹，肢体困重，胸闷纳呆，大便溏薄，苔白腻，脉濡。

［治法］祛风胜湿通窍。

［代表方］羌活胜湿汤加减。

［常用药］羌活、独活、藁本、川芎、白芷、防风、细辛、蔓荆子。

［临床加减］风湿头痛、胸闷脘痞、腹胀便溏显著者，加苍术、厚朴、陈皮、藿梗；恶心、呕吐者加半夏、竹茹、生姜；纳呆食少者，加麦芽、神曲。

4. 肝阳头痛

［主症］头晕涨痛，两侧为重，心烦易怒，夜寐不宁，口苦而红，或兼胁痛，舌红苔黄，脉弦数。

［治法］平肝潜阳息风。

［代表方］天麻钩藤饮加减。

［常用药］天麻、石决明、珍珠母、龙骨、牡蛎、钩藤、菊花、山栀子、黄芩、牡丹皮、桑寄生、杜仲、牛膝、益母草、白芍、夜交藤。

［临床加减］肝阳头痛，若肝郁化火，肝火上炎，可选用丹栀逍遥散，去白术、茯苓，加黄芩、夏枯草、龙胆草、大黄；兼肝肾亏虚，水不涵木，症见头痛

目涩，视物不明，遇劳加重，腰膝酸软者，可选用杞菊地黄丸。

5. 血虚头痛

［主症］头痛而晕，心悸失眠，面色少华，神疲乏力，遇劳加重，舌质淡，苔薄白，脉细弱。

［治法］养血滋阴，和络止痛。

［代表方］加味四物汤加减。

［常用药］当归、生地黄、白芍、首乌、人参、白术、茯苓、黄芪、川芎、菊花、蔓荆子、五味子、远志、酸枣仁。

6. 痰浊头痛

［主症］头痛昏蒙，胸脘满闷，纳呆呕恶，舌苔白腻，脉滑或弦滑。

［治法］健脾燥湿，化痰降逆。

［代表方］半夏白术天麻汤加减。

［常用药］半夏、陈皮、枳壳、厚朴、白术、茯苓、天麻、白蒺藜、蔓荆子。

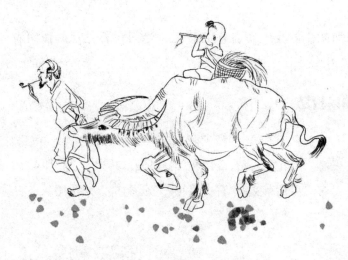

［临床加减］若痰湿久郁化热，可用黄连温胆汤加天麻、白蒺藜；若脾气虚明显者，可用半夏白术天麻汤加人参、黄芪。

7. 肾虚头痛

［主症］头痛且空，眩晕耳鸣，腰膝酸软，神疲乏力，滑精带下，舌红少苔，脉细无力。

［治法］养阴补肾，填精生髓。

［代表方］大补元煎加减。

［常用药］熟地黄、枸杞子、女贞子、杜仲、川续断、龟甲、山茱萸、山药、人参、当归、白芍。

［临床加减］若头痛而晕，头面烘热，面颊红赤，时伴汗出，证属肾阴亏虚，虚火上炎者，去人参，加知母、黄柏，或用知柏地黄丸；头痛畏寒，面色㿠白，四肢不温，腰膝无力，舌淡，脉细无力，证属肾阳不足，当温补肾阳，用右归丸或金匮肾气丸加减。

8. 瘀血头痛

［主症］头痛经久不愈，痛处固定不移，痛如锥刺，或有头部外伤史，舌紫暗，或有瘀斑、瘀点，苔薄白，脉细或细涩。

［治法］活血化瘀，通窍止痛。

［代表方］通窍活血汤加减。

［常用药］川芎、赤芍、桃仁、益母草、当归、白芷、细辛，郁金、全蝎、蜈蚣、僵蚕。

［临床加减］若见气虚者，加黄芪、当归；若见寒凝血瘀者，加细辛、桂枝。

四、简易疗法

1. 风寒头痛　　葱白3根，红糖少许，水煎服。

2. 风热头痛　　菊花15g，石膏15g，川芎15g，共为末，每服4.5g，茶调下。

3. 肝火头痛　　夏枯草30g，石决明30g，元参15g。水煎服。

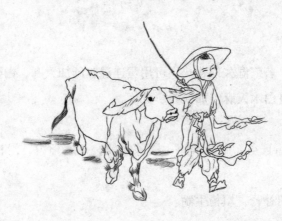

4. 血虚头痛　黄精30g，绿豆120g，煮粥服，久服。

5. 血瘀头痛　川芎洗切晒干为末，炼蜜为丸如小弹子大，不拘时嚼1丸，淡茶下。

6. 痰湿头痛　川芎250g，天麻60g，共为末，炼蜜为丸如弹子大，每嚼1丸，清茶下。

五、麝艾点灸疗法辨证治疗头痛

以百会、风池、风府、大椎、头维、印堂、太阳为主穴，再根据病情辨证选穴，外感头痛加曲池、列缺、合谷；肾虚头痛加肾俞、太溪；肝阳上亢加太冲、行间；气血不足加脾俞、胃俞、足三里；痰浊头痛加丰隆、阴陵泉；瘀血头痛加血海、三阴交。用少许麝香和艾绒做成的绿豆大小的艾炷，在酒精灯上点燃，对准相应的穴位快速点灸，如雀啄食，一触即起，此为1壮，百会穴灸3壮，余穴各灸1壮，每日1次，5次为1个疗程。

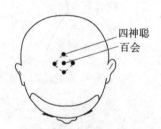 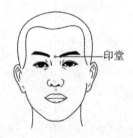 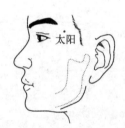

六、针灸辨证治疗头痛

1. 外感头痛

［治则］祛风散寒，化湿通络。

［穴位］百会、太阳、风池、合谷。

［功用］以祛风为主。

［随证配穴］前头痛——印堂，偏头痛——外关，后头痛——天柱，头顶痛——四神聪，风热——曲池，风寒——风门拔火罐，风湿——头维、阴陵泉。

［操作］毫针刺，泻法，风寒可配合灸法，每日1次，每次留针20～30分钟，10次为1个疗程。

2.内伤头痛

（1）肝阳上亢

［治则］平肝潜阳，滋水涵木。

［穴位］百会、风池、太冲、太溪。

［功用］旨在平肝。

［随证配穴］胁痛、口苦——阳陵泉。

［操作］毫针刺，泻法，每日1~2次，每次留针20~30分钟，10次为1个疗程。

（2）肾虚头痛

［治则］滋阴补肾。

［穴位］百会、肾俞、太溪、悬钟。

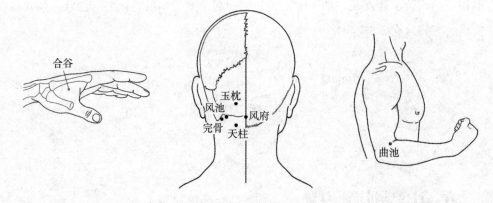

［功用］脑为髓海，肾虚脑海空虚，督脉入络于脑，取百会调气血以荣脑髓，肾俞、太溪相配，补肾益髓；悬钟为髓之会，益髓健脑。

［随证配穴］遗精带下——关元、三阴交；少寐——心俞。

［操作］毫针刺，补法，每日1次，每次留针30分钟，10次为1个疗程。

（3）血虚头痛

［治则］益气养血，活络止痛。

［穴位］百会、心俞、脾俞、足三里。

［功用］督脉入络于脑，百会调补经气，和络止痛；心主血，脾统血，取心脾背俞穴以补益心血，健脾养血；取足三里以资气血生化之源。

［随证配穴］纳差——中脘；心悸——大陵。

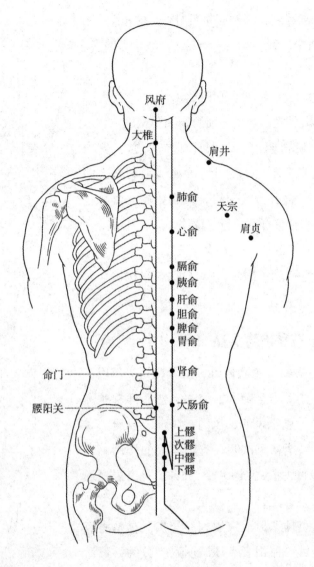

［操作］毫针刺，补法，每日1次，每次留针30分钟，10次为1个疗程。

（4）痰浊头痛

［治则］健脾涤痰，降逆止痛。

［穴位］头维、太阳、丰隆、阴陵泉。

［功用］痰阻经脉，经气不通，取头维、太阳通络止痛；丰隆调理中气，降逆化痰，阴陵泉健脾利湿，理气化痰，通络止痛。

［随证配穴］胸闷——膻中，呕恶——内关。

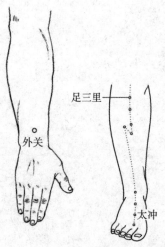

〔操作〕毫针刺，泻法，每日1次，每次留针30分钟，10次为1个疗程。

（5）瘀血头痛

〔治则〕活血化瘀，行气止痛。

〔穴位〕阿是穴、合谷、血海、三阴交。

〔功用〕瘀血阻滞，经脉不通，根据"以痛为腧"和"血实者决之"的治疗原则，取阿是穴泻之，祛瘀通络；合谷行气通络，祛瘀止痛，血海行气活血；三阴交健脾舒肝，行气通络。

〔随证配穴〕肝郁——太冲。

〔操作〕毫针刺，泻法，每日1次，每次留针30分钟，10次为1个疗程。

七、辨证推拿治疗头痛

1. 风寒型头痛　患者俯卧，医者站立头部用双手从肩井穴处往下推至肺俞2～5遍，然后揉拿颈部肌肉2～4分钟，点压风池、风门、肺俞、风府、大椎各1分钟，以达祛风散寒、宣肺解表的作用。再用双手以4次/秒的速度搓擦大椎1分钟，具有温经通络止痛之效。患者坐位，医者立一侧，多指揉拿颈部两侧，并重点揉拿风池穴周围3～5次。鼻塞者点压迎香穴半分钟；流泪者点压睛明穴半分钟，然后提拿肩井穴1～3分钟；面部抽动者点颧、颊车各1分钟，以疏通经络。

2. 痰湿型头痛　患者仰卧，医者立于头侧，用双手多指从印堂分推至太阳穴，并点压太阳穴，如此反复4～8次，然后点压前顶、百会、头维、角孙各1分钟，再用手掌揉压百会2分钟，然后手掌放于膻中穴，指间朝向腹部，揉颤1分钟。能健脑止痛，

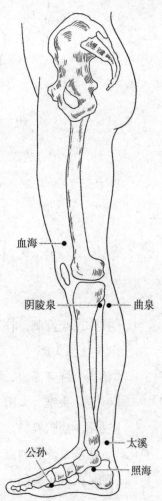

行气化痰利湿。患者取坐位，医者立一侧，揉压三焦俞1分钟，阴陵泉2～4分钟，丰隆、厉兑各1分钟。具有祛痰除湿止痛、健脾理气降逆的作用。

3. **热型头痛** 患者仰卧，医者用拇指点、压、揉前顶半分钟，百会1～3分钟（由轻—重—轻），太阳、合谷各1分钟，承泣半分钟。以上穴位均用泻法，可达清热止痛的目的。然后轻轻揉按头维1～2分钟，可疏泄胃经之气，再揉按行间、太冲、三阴交各1分钟，能养肝明目。患者坐位，医者站于一侧，揉按肝俞1分钟，提拿肩井2～3分钟，可疏肝理气。

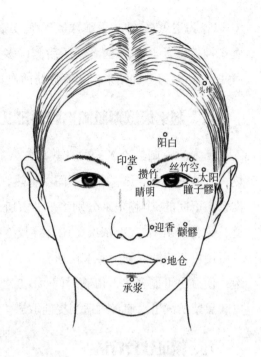

4. **气虚型头痛** 患者俯卧，医者立于头侧，双手从大杼穴推到胃俞穴3～5遍，拿揉项部2～4遍，双手拇指点揉风池穴2分钟，风府穴1分钟，肺俞、膈俞、脾俞、胃俞各分钟。再用双手轻揉肺俞到胃俞3分钟。能补气健脾，和胃止痛。患者仰卧，医者用双手从印堂分推至太阳穴4遍，再用拇指点揉太阳、头维、印堂、神庭、前顶、角孙各2分钟，百会3分钟。然后用大鱼际揉按太阳穴1分钟，用小鱼际揉按百会穴3分钟，再用双手从神庭穴轻推至耳尖处3遍，点压中脘、关元、足三里各1分钟。能补中益气，宽胸利膈。患者坐位，术者双手点揉颞穴半分钟，多指拿揉颈项2～4分钟，双手揉拿肩井2～3分钟结束。能补虚益气，提神醒脑。

5. **血虚型头痛** 患者俯卧，医者立于一侧，用双手从肺俞推至大肠俞反复3～5遍，然后再改用揉法重复按摩3～5遍，再点揉肺俞、心俞、膈俞、肝俞、脾俞、胃俞、肾俞、三焦俞、大肠俞各1分钟。能达益气健脾，通经活络之效。患者仰卧，双手从印堂分推至丝竹空1～3遍，再揉压攒竹、鱼腰、丝竹空、瞳子髎反复2～4次，然后用大鱼际揉压印堂1分钟，点神庭、头维、四神聪、前顶、百会各1分钟，再用大鱼际揉压百会2分钟，多指捏拿、梳理头皮2～4次。揉压中脘

（以揉为主）1分钟，手掌揉颤气海1分钟，揉压三阴交1分钟。能滋阴潜阳，养血安神。患者坐位，医者立于后侧，多指拿揉颈项部4～8次，然后按揉风池、肩井、合谷各1分钟结束。起着舒筋活血止痛的作用。

八、刺络拔罐辨脏腑治疗热证头痛

《素问·刺热论》云："热病气穴，三椎下间主胸中热，四椎下间主膈中热，五椎下间主肝热，六椎下间主脾热，七椎下间主肾热。"即第3胸椎到第7胸椎脊突下间的5个腧穴来分别治疗"五脏之热证"治疗方法：在身柱、气舍、神道、灵台、至阳5穴上依次触压，寻找疼痛剧烈的穴位，首先用碘伏局部消毒，然后用粗三棱针点刺（要求快速有力），并迅速用大号透明玻璃罐，以闪火法拔罐，使血尽可能多出，留罐时间每次8～10分钟，其间密切观察皮肤变色情况，皮肤黑紫及欲出水疱者可适当提前取罐。

九、辨证饮食疗法

食疗又称食治，即利用食物来影响机体各方面的功能，使其获得健康或愈疾防病的一种方法。通常认为，食物是为人体提供生长发育和健康生存所需的各种营养素的可食性物质。也就是说，食物最主要的是营养作用。其实不然，中医很早就认识到食物不仅能营养，而且还能疗疾祛病。下面就介绍有关头痛的辨证食疗。

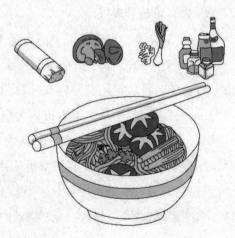

1. 风寒头痛

（1）姜糖水：取姜3片，红糖15g，加水煮沸，趁热服。每日3次，每服500ml。

（2）白菜根汤：取干白菜根50g，小葱3根，切碎后加水，旺火烧沸后改文火煎煮约20分钟即成。每日2次，温服，每服400ml。适用于风寒头痛患者。

（3）葱白川芎茶：葱白2段，川芎15g，茶叶适量。将3味用开水冲泡，去渣温饮。

（4）葱白桂皮粥：取连须葱白10根，洗净切细，加入粳米50g煮成薄粥，粥中再放入桂皮9g，煮20分钟即可。每日2次温服。

（5）川芎白芷炖鱼头：鳙鱼（花鲢鱼）头1个，川芎3～9g，白芷6～9g。将川芎、白芷用纱布包，与鱼头共煮汤，文火炖至鱼头熟透，调味即可。饮汤食鱼头。

2. 风热头痛　桑菊豆豉粥：桑叶、菊花、豆豉各15g，粳米100g。先将以上3味药加水煎取药汁，去渣后备用，再将洗干净的粳米放入砂锅，煮成稀粥，加入药汁，稍煮即成。

3. 血虚头痛

（1）山药枸杞炖猪脑：山药、枸杞子各30g，猪脑1只，黄酒、精盐各少许。将猪脑浸于碗中，撕去筋膜备用，再将山药、枸杞子分别用清水洗净，与猪脑一起放入锅里，加水适量，盖好，炖2小时，加黄酒、精盐后，再炖10分钟即可。

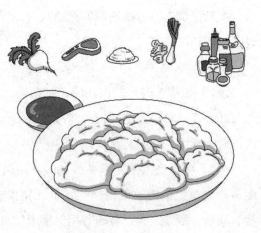

（2）桂圆红枣汤：取桂圆肉10枚，大枣7枚，煎汤。每日睡前服用。

4. 气虚头痛　鹌鹑山药汤：鹌鹑蛋5个，鲜山药15g，胡萝卜30g，荷叶200g，大枣10枚，菊花15g，红糖适量。共入砂锅加水煮至蛋熟，吃蛋喝汤连服6次。

5. 瘀血头痛　桃仁白糖饮：核桃仁5个，白糖50g，黄酒50g。将核桃仁、白糖捣碎成泥，再入锅中，加黄酒，用小火煎煮10分钟，分2次1日服完，连服3～5天。

6. 肝火头痛

（1）菊花粥：菊花末15g，粳米100g。先将洗涤后的粳米煮粥，待粥将成时，调入菊花末稍煮一二沸即可。

（2）芹菜粥：芹菜连根12g，粳米250g。将粳米淘洗后先煮成粥，加芹菜（连根洗净切碎）再煮沸即可。每日1剂。

7. 肝郁头痛

（1）菊花白芷茶：菊花、白芷各15g。将药研细末，开水冲泡，代茶饮。

（2）疏肝止痛粥：香附10g，白芷、玫瑰花各15g，粳米100g。将香附、白芷加水先煎，去渣留汁，再将粳米洗净后加入药汁和水，煮至水沸，将漂洗干净的玫瑰花倒入，用文火慢熬至粥稠，服时可加白糖适量。

（3）地鳖虫糖：䗪虫、蜈蚣、全蝎、僵蚕各3g，白糖750g，精制油适量。将䗪虫、蜈蚣、全蝎、僵蚕研成细粉。将白糖放入锅内，加适量清水，小火煎熬成浓稠状时，加入虫粉调匀，再继续煎熬，直至用筷子挑起糖液呈丝状时停火。将糖液倒入涂有精制油的搪瓷盘内，待凉，用刀划成10块即成。口服，每次1块，每日3次。

8. 寒湿头痛

（1）菊芎羊肉：羊肉100g，杭白菊20g，川芎10g，白芍15g，牛藤12g，生地黄20g，防风15g，羌活12g，香附12g，藁本10g，木瓜10g。把全部用料放入锅内，武火煮滚，后用文火煲1小时30分钟。

（2）冬笋粳米粥：熟冬笋100g，猪肉末50g，粳米100g，麻油25g。先将熟冬笋切成丝，锅内放麻油烧热，下入猪肉末煸炒片刻，加入冬笋丝、葱姜末、盐、味精，翻炒入味，装碗备用。粳米加水用文火熬粥，粥将成，把碗中的备料倒入，稍煮片刻即成。每日2次，早、晚空腹服食。

（3）半夏白术茶：法半夏12g，白术10g，天麻6g，川芎5g，茶叶2g。将法半夏、白术、天麻、川芎、茶叶同研为粗末，分装入2个绵纸袋中。上、下午各取绵纸袋1包，放入茶杯中，用沸水冲泡。加盖闷10分钟即可饮用，每袋可连续冲泡3～5次。

9. 精亏头痛

（1）山药枸杞炖猪脑：怀山药、枸杞子各30g，猪脑1具，黄酒、精盐各适量。将猪脑撕去筋膜后浸泡在清水中待用。将怀山药、枸杞子洗净后与猪脑一起入锅加适量的清水炖煮。煮约2小时后向锅中加入适量的黄酒和精盐，再炖煮10分钟左右即成。此方可每3天吃1剂。

（2）枸杞子炖羊脑：羊脑1具，枸杞子50g，葱、姜、盐和料酒各适量。隔水炖熟，食用时再酌加少许味精调味。

十、头痛辨证饮食宜忌

1. **风寒头痛** 饮食宜进温热、易消化食物，可配合生姜煮水饮用，忌生冷瓜果类。

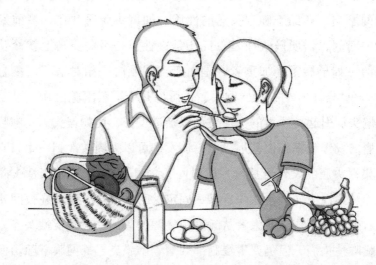

2. **风热头痛** 可饮清凉饮料和食水果，饮食宜清淡爽口，可以菊花、薄荷泡水饮用，忌辛辣食物。

3. **风湿头痛** 饮食宜清淡、易消化食物，忌生冷、甜黏、油腻之品。

4. **肝阳上亢头痛** 宜进清淡饮食，忌咖啡、烟酒及辛辣类食物。

5. **肾虚头痛** 饮食要富有营养，多食胡桃、黑芝麻、桑椹、甲鱼等补肾益精之品。

6. **气血亏虚头痛** 饮食宜多食瘦肉、蛋类、动物肝脏等血肉有情之品，可服用紫河车粉或胶囊，以滋养阴血，忌生冷、辛辣、黏腻食物。

7. **痰浊头痛** 饮食宜清淡、易消化，可多食薏米粥、党参粥，柑橘、竹笋等，忌甜黏、厚腻、烟酒等助湿生痰之食物。

8. **瘀血头痛** 饮食宜进黑大豆、木耳、贝类、鲜藕、山楂、栗子等食物，可散瘀或活血。瘀血早期宜于选用酒类行气活血通经络，可以酌用，但不可过量。

第五节　西医对头痛的分类及鉴别

1. 诊断头痛有两个重要的因素　一是详尽患者及其家族病史，另一是患者的头痛史。由于有些类型的头痛有遗传因素，故了解是否存在家族史对诊断非常有益。记录头痛的日期、部位、频率、严重程度、持续时间，以及对患者日常活动的影响，有助于确定头痛的性质。如偏头痛通常在40岁前发病。而头痛开始的时间，对明确头痛是急性还是慢性，是否需要马上就诊及住院是非常重要的，如早晨头痛加重者，是由于夜间颅内压相对增高，多为颅内占位性病变；在1分钟内发作的严重头痛，可以是蛛网膜下隙出血、颈动脉夹层动脉瘤、偏头痛引起；严重的头痛也可以渐进发作，比如偏头痛、脑膜炎等。原发性头痛的发作频率相差甚远，偏头痛发作可以一周数次到一生只有几次发作，而丛集性头痛的发作可持续一段时间，每日可达8次。紧张性头痛经常在下午发作，丛集性头痛经常在每日某一固定的时段发作，还常在夜间相同的时段将患者从睡梦中痛醒。使患者从睡梦中痛醒的头痛一般是良性头痛，如丛集性头痛、睡眠性头痛，但仍要警惕脑部肿瘤、脑膜炎、蛛网膜下隙出血造成的头痛。

头痛持续时间：未经治疗，典型原发性头痛的发作持续时间一般为成人偏头痛持续4～72小时，丛集性头痛持续15～180分钟，紧张性头痛持续30分钟至数日不等，儿童头痛丛集性头痛持续时间短，一天可复发数次。三叉神经痛则以持续数秒至2分钟及集束样疼痛发作为特点。

头痛是否周期性发作这一点也很重要：典型的丛集性头痛具有特征性周期性，发作1个月，缓解数月至数年，少数偏头痛具有周期性。头痛复发方面，偏头痛患者无论服用何种治疗药物都有复发的可能。

头痛的部位对病灶的诊断仅有参考价值：一般颅外病变，头痛部位与病灶一致，或病灶在头痛部位的附近，如眼源性、鼻源性和齿源性头痛；头颅深部病变或颅内病变时，头痛部位与病变部位不一定符合。急性感染性疾病所引起的头痛，呈全头痛、弥散性，很少呈放射性。脑肿瘤和硬膜下血肿引起的头痛则单双侧都有可能。

头痛的性质对于辨别头痛的类型、病因很关键：偏头痛是搏动性跳痛或撞击痛；紧张性头痛是钝痛、压迫痛、酸痛、紧缩感或挤压感；而丛集性头痛是锐痛、钻痛、烧灼痛；脑肿瘤引起的头痛呈多样性，闷痛、钝痛、搏动样疼痛均可出现。

头痛的程度与病情的严重程度不一定呈平行关系：偏头痛的疼痛程度变化很大，每次发作可以有很大差别；大部分重度头痛是由偏头痛和丛集性头痛引起的；脑肿瘤、硬膜下血肿而头痛的患者，可仅有轻度疼痛。

头痛是否有先兆症状：对于偏头痛具有诊断意义，其他原发性头痛未发现先兆症状。自主神经症状如眼睛发红、流泪、霍纳征、流涕强烈提示丛集性头痛，但有时偏头痛患者眼内和眼周也存在自主神经症状。恶心、呕吐、畏声主要见于偏头痛，其他情况罕见。运动是偏头痛的加重因素，而丛集性头痛患者喜欢四处活动，有的患者跑步可以缓解头痛。

2. 非偏头痛性血管性头痛　脑动脉硬化的患者因局部血流减少，会发生缺血性疼痛，但一般不剧烈，无恶心呕吐。巨细胞动脉炎多见于中老年人，导致的头痛为非发作性；颞浅动脉常有曲张，局部压痛，血沉加快；高血压患者常自觉额、枕部搏动性头痛，测量和控制血压有助于诊断。

3. 药物依赖性头痛　有些治疗头痛的常用药物，如果使用不当或长期服用，可引起药物依赖性头痛。患者均有持续性头痛或头痛史，并长期服用镇痛药和麦角胺，在镇痛药作用结束时头痛加重，故反复用药，用药后疼痛可减轻，但很少缓解。其特点为：连续服药3个月，每日服药均出现头痛或1个月内有15天发病，终止服药后1个月内头痛消失。

4. 继发性头痛　包括头颈部外伤、颅颈部血管性因素、感染、药物戒断、精神性因素等多种原因所致的头痛。继发性头痛的预警症状：①首次出现或加重的头痛；②突然发生的头痛；③头痛进展或头痛性质改变；④5岁以下或50岁以上首次出现的头痛；⑤恶性肿瘤、免疫抑制或妊娠妇女首次出现的头痛；⑥伴有晕厥或癫痫发作的头痛；⑦由深呼吸、Valsalva动作或性交诱发的头痛；⑧神经系统症状持续1小时以上；⑨全身或神经系统体格检查发现阳性体征。出现以上9点中的一点，即应该以原发性疾病的诊断及治疗为主，头痛仅是一个症状，单纯治疗头痛将延误疾病情。

5. 鼻窦性头痛　鼻窦性头痛与偏头痛存在相似性，如疼痛部位位于鼻窦区（双侧前额、眼眶、眶下区），天气变化常诱发，都可以出现鼻部和眼部症状，此外，治疗鼻窦疾病的药物，包括减轻鼻充血的药物，可以减轻头痛。但偏头痛多伴有劳动能力下降、恶心、呕吐等。

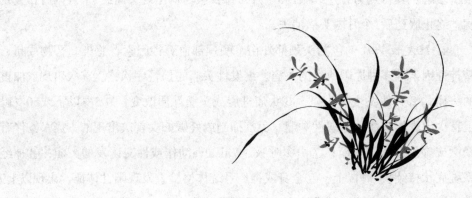

第 2 章

偏头痛

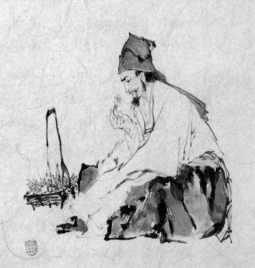

《三国志》中有关于曹操头痛的记载，华佗提出用"开颅术"给曹操根治头痛因而被杀的故事也是家喻户晓。起兵平定袁绍的时候，曹操就每每头痛，有记载其"苦头风，每发，心乱目眩"。华佗说曹操头痛的原因为"风涎"，用针刺治疗，手到病除。《三国志》对此的记载是："佗针鬲，随手而差。""此近难济，恒事攻治，可延岁月。"即使是华佗，除了针灸治疗以外，便再没有其他的治疗方法，而针灸治疗只能是止痛，起不了根治的作用。曹操的头痛起病于青少年时期，呈反复发作性，疼痛程度剧烈，伴有头晕、心律不齐、视物不清等不适，难以根治等特点，与偏头痛极其吻合。下面介绍一则偏头痛病案。

患者谢某，女，32岁，无明显诱因反复发生左侧额颞部头痛3年，每次持续4～72小时不等，呈波动性、中度疼痛，严重时一月发作5～8次，伴有恶心、怕吵闹，不喜强光，日常活动可加重头痛，休息或服头痛粉后头痛可缓解。近2年来睡眠欠佳，难入睡，睡中易醒。常自觉疲乏无力，无发热、心悸、喷射性呕吐、黑矇、视物旋转等不适，月经、大小便正常。舌淡有瘀点，边有齿痕，苔薄黄，脉细。血压130/88mmHg，头颅CT平扫：颅内未见明显异常。

西医诊断：无先兆型偏头痛。

中医诊断：头痛，气虚血瘀。

治则：舒经通络，补气活血。

中药处方：补阳还五汤加减。

黄芪30g，桃仁9g，红花9g，当归12g，赤芍12g，川芎12g，地龙12g，酸枣仁9g，夜交藤9g，白术12g，茯苓15g。

水煎服，每日1剂，早、晚各1次，每次100ml，共7剂。

针灸处方：率谷、颔厌、头临泣、神庭、百会、风池、丘墟、气海、血海、三阴交。

针刺风池、丘墟、血海、三阴交取双侧，余穴取单侧，平补平泻，气海加艾灸。每日1次，每次留针30分钟，治疗5次。

治疗期间头痛轻度发作一次，未明显影响日常工作，夜间睡眠改善。随访3个月未复发。

第一节　偏头痛的中医学认识

偏头痛主要表现为发作性，多为偏侧、中重度、搏动样头痛，可伴有恶心、呕吐，光、声等刺激可以加重，休息可缓解。现代医学对偏头痛的病因和发病机制尚不明确。

一、中医学看偏头痛的病因

1. **外感偏头痛**　多因感受风、寒、湿、热之邪，以风邪为主。

2. **内伤偏头痛**　多因情志失调、肝肾阴虚、先天禀赋不足、年老气血衰败，或久病体弱，或饮食劳倦内伤脾肾。

3. **瘀血偏头痛**　跌仆外伤或偏头痛日久入络，致气血瘀滞而成瘀血偏头痛。

二、中医学看偏头痛的病机

偏头痛多是由于头为"诸阳之会""清阳之府"，为髓海之所在，居于人体最高位，五脏精华之血、六腑清阳之气皆上注于头，手足三阳经亦上会于头，故头部易受内外多种病邪侵袭。

三、中医学对偏头痛的治疗原则

扶正祛邪。

第二节　偏头痛西医学的认识

一、西医学看偏头痛的病因

现代医学认为，偏头痛的发作与遗传、饮食（富含酪胺、苯乙胺、谷氨酸单钠的食品和腌制的食物，如奶酪、巧克力、红酒、柑橘等）、内分泌以及精神因素（抑郁、紧张、焦虑、过度劳累等）有一定关系，多数人认为偏头痛是一种多种环境因素和因此因素相互作用的多基因、多因素疾病。

二、西医学看偏头痛的发病机制

目前有几种学说试图阐释偏头痛的发病机制。20世纪80年代以前，血管源学说占主导地位；而目前三叉神经血管反射学说被认为是偏头痛发病机制的主流学说；应用皮质扩布性抑制学说解释偏头痛先兆的产生亦得到许多学者的认可。多种血管活性物质、核转录因子-κB（nuclear transcription factor-κB，NF-κB）、炎症因子及c-fos基因等在偏头痛发病过程中发挥着至关重要的作用。

1. 血管源学说 20世纪80年代以前，Wolff提出的血管源学说占主导地位，认为偏头痛的发生主要是血管舒缩功能障碍引起的。偏头痛先兆期，颅内血管收缩，脑动脉痉挛缺血引发先兆；头痛发作期为主要累及颈外动脉的脑血管扩张，产生波动性头痛；其持续扩张导致血管壁局限性水肿，进一步使头痛由搏动性转化为持续性。但随着脑功能影像学的发展，对该学说提出了质疑，动摇了其基础地位。

2. 皮质扩布性抑制（cortical spreading depression，CSD）学说 Leao在动物实验中用皮质脑电图观察到皮质受到有害刺激后出现枕部脑电波活动低落，并以大约3 mm/min的速度向前扩展，之后认为与偏头痛相伴随的脑血流变化，是通过神经系统为中介产生的，提出了CSD，即多个神经元和胶质细胞的去极化，伴随神经电活动在一段时期内的抑制，导致多种神经功能障碍。近年研究又指出皮质扩布性抑制扩散主要与兴奋性氨基酸释放到细胞外间隙、Ca^{2+}信号传递以及皮质细胞构筑和胶质细胞功能有关。因偏头痛先兆的进展方式与CSD极为相似，应用CSD解释偏头痛先兆的产生得到了许多学者的认可。随着脑功能影像学的发展，目前主要通过采用血氧饱和度水平依赖性功能性磁共振成像进行皮质扩布性抑制方面的研究，探讨偏头痛先兆的发生。

3. 三叉神经血管反射学说 Markowitz发现三叉神经血管系统或中枢神经内源性疼痛调节系统存在功能缺陷，分布于硬脑膜的三叉神经无髓C纤维受到刺激时，释放血管活性物质如降钙素基因相关肽（calcitonin gene-related peptide，CGRP）、P物质（substance P，SP）、神经激肽A等，产生神经源性炎症，使血管扩张、血浆成分外渗、肥大细胞脱颗粒和血小板激活，提出了三叉神经血管反射学说，是目前研究偏头痛发病机制的主流学说，它将神经、血管、递质三者相结合，主要涉及三种机制：供应脑膜的颅内脑外血管扩张、血管周围神经释放血管活性肽引起神经源性炎症以及中枢痛觉传导的抑制降低。

4. 血管活性物质　5-羟色胺（5-hydroxytryptamine，5-HT）、CGRP、SP、内皮素（endothelin，ET）、β内啡肽（β-endorphin，β-EP）、NF-κB等血管活性物质，在偏头痛的发作中均存在异常。

三、西医学看偏头痛的治疗原则

偏头痛治疗的原则是终止头痛发作、缓解伴发症状和预防复发。首先要针对危险因素进行预防，避免各种理化因素刺激。药物治疗以镇痛药和镇静药为主，并分为预防和治疗用药，其药物选择应考虑到头痛发作频率和严重程度、患者年龄及用药史等。

第三节　偏头痛的诊断标准

1. 无先兆偏头痛的诊断标准

A. 至少有5次头痛发作符合下列B~D项的条件

B. 头痛发作持续4～72小时（未经治疗或治疗失败）

C. 头痛至少具有下列特征的2项

①单侧性；

②搏动性；

③疼痛程度为中、重度；

④日常活动（如走路或爬楼梯）会使头痛加剧，或因此而避免此类日常活动。

D. 当头痛发作时至少具有下列1项

①恶心和（或）呕吐；

②畏光和（或）畏声；

E. 排除其他疾病造成的

2. 典型先兆型偏头痛的诊断标准

A. 至少有2次发作符合B~D标准

B. 先兆需至少包括下列1项，但无运动麻痹

①完全可逆性视觉症状，包括阳性表现（如闪烁的亮光、点或线）和（或）阴性表现（视力丧失）；

②完全可逆性感觉症状，包括阳性表现（针刺感）和（或）阴性表现（麻木感）；

③完全可逆性失语性语言障碍。

C. 至少符合下列2项

①同名性视觉症状和（或）单侧感觉症状；

②至少一种先兆症状在≥5分钟内逐渐发展，和（或）不同的先兆症状在≥5分钟内相继发生；

③每种症状持续5~60分钟。

D.头痛符合"无先兆型偏头痛"的B~D项的标准，且发生在先兆中或先兆后60分钟之内

E.排除其他疾病造成的

第四节　偏头痛的简易筛查

通过广泛的研究，Lipton等发现，恶心、劳动能力下降、畏光可能是偏头痛最好的预测证据，继而发布了偏头痛的简易筛查标准：3个问题：①头痛时，是否感到恶心或胃部不适；②近3个月，是否因为头痛至少1日活动受限；③头痛时，光线是否造成干扰。3个问题中如果有2个是肯定的，对此人患偏头痛的阳性预测价值为93%；3个均为肯定的，就有98%的阳性预测价值。一旦获得这些阳性回答，就可以进一步详细采集病史来明确诊断、治疗。

第五节　偏头痛中医特效疗法

一、内治法

（一）经典古方

1. 清空膏　《兰室秘藏》记载：清空膏"治偏正头痛，年深不愈者，善疗风湿热头上壅，损目及脑，痛不止"。

　　［组成］川芎五钱（15g），柴胡七钱（21g），黄连（炒）四两（120g），云防风（去芦）一两（30g），羌活一两（30g），炙甘草一两五钱（45g），黄芩三两（去皮，锉，一半酒制，一半炒）（90g）。

　　［用法］上为细末，每服二钱匕，于盏内入茶少许，汤调如膏，抹在口内，少用白汤送下。临卧，如苦头痛，每服加细辛二分。现代表述为：上为细末，每次6g，入茶少许，汤调如膏，临卧时抹在口内，用少许白开水送下。

2. 吴茱萸汤　《伤寒论·辨厥阴病脉证并治第十二》曰："干呕吐涎沫，头痛者，吴茱萸汤主之。"《注解伤寒论》曰："干呕吐涎沫者，里寒也。头痛者，寒气上攻也。与吴茱萸汤温里散寒。" 此为厥阴头痛。干呕为胃气虚，吐涎沫为胃中寒，头痛为寒邪外出达于厥阴经，厥阴经络到达巅顶，头中阳气不足，经中寒气得以乘之，寒气凝滞，不通则痛。吴茱萸汤温中散寒，为治疗厥阴头痛的要方。此方并非为偏头痛独设之方，但偏头痛发作时，头痛剧烈、得温热觉舒、恶心呕吐症状明显者，服用此方效佳。

　　［组成］吴茱萸（9g）、人参（9g）、生姜（18g）、大枣（4枚）。

　　［用法］上四味，以水1L，煮取400ml，去滓，温服100ml，日服三次。

3. 安神汤　《丹溪治法心要》中有："头旋眼黑头痛，阴虚挟火，安神汤。"其中的"目眩无所见""眼黑"合乎西医先兆性偏头痛中视觉先兆症状的表现。

　　［组成］生甘草（6g）、炙甘草（6g）、防风（7.5g）、柴胡（15g）、升麻（15g）、酒生地黄（15g）、酒知母（15g）、黄芪（60g）、酒黄柏（30g）、羌活（30g）。

〔用法〕上为粗末。每服15g，用水400ml，煎至200ml，加蔓荆子1.5g，川芎0.9g，再煎至150ml，去滓，临卧热服。

4. 小柴胡汤 《医法圆通》中所载少阳头痛，症见头部两侧疼痛为主，伴有寒热往来、目眩、口苦。治宜和解少阳，拟小柴胡汤加减。其头部两侧头痛及目眩症状与有先兆型偏头痛相当。

〔组成〕柴胡（30g）、黄芩（18g）、人参（18g）、清半夏（18g）、炙甘草（18g）、生姜（切）（18g）、大枣（擘）（12枚）。

〔用法〕上七味，以水一斗二升，煮取六升，去滓，再煎，取三升，温服一升，日三服。

5. 血府逐瘀汤 清代王清任倡导瘀血之说，"查患头痛者无表证，无里证，无气虚，痰饮者，忽犯忽好，百方不效，用血府逐瘀汤一剂而愈"。偏头痛的反复发作，忽犯忽好，易引起耐药，百方不效。在临床工作中，偏头痛血瘀证确实广见，须予以活血止痛治疗。

〔组成〕当归三钱（9g），生地黄三钱（9g），桃仁四钱（12g），红花三钱（9g），枳壳二钱（6g），赤芍二钱（6g），柴胡一钱（3g），甘草二钱（6g），桔梗一钱半（4.5g），川芎一钱半（4.5g），牛膝三钱（9g）。

〔用法〕水煎服。

6. 川芎茶调散 宋代《太平惠民和剂局方》川芎茶调散用于风邪头痛，或有恶寒、发热、鼻塞。功效祛风止痛，是祛邪利窍、治疗实证头痛的验方。现在多用于吹风感寒后半侧头痛。

〔组成〕川芎（120g）、白芷（60g）、羌活（60g）、细辛（30g）、防风（45g）、薄荷（240g）、荆芥（120g）、甘草（60g）。

〔用法〕上八味，粉碎成细粉，过筛，混匀，即得。"食后，清茶调下，常服清头目"，饭后清茶冲服，也可煎汤取汁兑茶汤饮下。解表之剂不宜久煎，茶当选取清凉绿茶，一次3~6g，每日2次。

〔临床治疗心得〕 历代医家治疗头痛，多从风论治，偏头痛正契合此。古医籍的记载，丰富了中医理论，给中医人开阔了诊疗思路。根据头痛的不同表现，伴有寒热往来、目眩、口苦的，治宜和解少阳，用小柴胡汤；吹风感寒后半侧头痛，发热，鼻塞的，治以祛风止痛，用川芎茶调散；干呕吐涎沫，头顶痛为主的，治以温中补虚，降逆止呕，治以吴茱萸汤，厥阴寒气去则愈；头痛经久不愈，头目不清，自觉身热，口中黏腻的，用祛风除湿清热的清空膏；瘀血之象明显的，血府逐瘀汤效佳。古方精致简练，体现治法，辨证对了，原方可起效，临床偏头痛多兼见失眠、疲乏等症状，多需在古方的基础上随症加减。

（二）名家名方

1. 顾锡镇教授治疗头痛经验　顾锡镇教授是江苏省中医院主任医师。顾师认为，对于急性发作的头痛，平肝、化痰、行气、活血通络为主要治法，对于慢性发作的头痛则以滋补肝肾为主。顾师根据多年的临床经验，惯于在头痛患者中使用平肝药，临床疗效明显。因"不通则痛"，故无论头痛虚实，无论何证型，选方用药时习惯配以行气活血，顾师习惯应用的行气活血中药如：徐长卿15g，蔓荆子15g，川芎10g，延胡索10g。

夏某，男性，36岁，2012年6月16日初诊。偏头痛间作10余年，每周发作1次，每发作时右侧头部疼痛，连及眼部，眼胀、怕光，耳根不适，疼痛难忍，查头颅CT（-），TCD提示：双侧大脑中、前动脉血流速度增快，双侧椎-基底动脉血流速度增快。自服去痛片每次2～10粒。曾多方求医，但疗效不显，近来因工作压力大、繁劳致病情加重，每周数次发作，影响到正常生活，故来就诊。刻下：患者右侧头部搏动样疼痛，连及眼部眼胀、怕光，耳根不适，夜寐欠安，二便调，舌质红，苔薄黄腻，脉弦滑。辨证属肝阳上亢兼夹湿热、血瘀，治以平肝潜阳，兼清热燥湿，行气活血通络。选方：天麻钩藤饮加减。

方药：天麻10g，钩藤（后下）30g，丹参30g，赤芍30g，川芎10g，徐长卿15g，黄连3g，黄芩6g，珍珠母30g，茯神30g，桑叶10g，菊花10g，甘草3g。

每日1剂，水煎服，7剂。二诊：7剂服完后，头痛程度明显缓解，频率明显减少，睡眠改善明显，舌质略红，苔薄白微腻，脉细弦。患者苔薄白微腻，示湿热渐退，脉细是因湿热灼伤阴液，加之本身阴虚阳亢，阳亢为标，阴虚为本，现头痛缓解，故易在方中加入滋补肝肾之品。原方基础上减黄芩、茯神，加川牛膝10g，怀牛膝10g。

2. **颜德馨教授治疗头痛验案** 颜德馨，上海市第十人民医院主任医师，教授，博士生导师，长期从事疑难病证的研究，学术上推崇气血学说，诊治疑难病证以"气为百病之长""血为百病之胎"为纲，根据疑难病证的缠绵难愈、证候复杂等特点，倡立"久病必有瘀、怪病必有瘀"的理论，并提出"疏其血气，令其条达而致平和"是治疗疑难病证的主要治则。

刘某，女，42岁。1991年8月6日诊。患偏头痛18年，每于气候变化或劳累时诱发，月经前后加剧，做脑电图、脑血流图、X线摄片等检查均正常。就诊时适值经期，头痛剧作，右侧颞部跳痛，痛连目眶，患者精神委顿，面色暗滞，经来不畅、色暗夹块、伴有腹痛，舌紫苔薄白，脉沉涩。证属邪风久羁入络，血瘀阻于清窍。治宜祛风活血。药用：

羌活9g，川芎9g，生地黄15g，赤芍药9g，桃仁9g，当归9g，红花9g。

每日1剂，水煎服。

5剂后经来见畅，色也较鲜，旋即腹痛减轻，头痛小安，唯脉沉涩未起，舌紫未退，宿瘀久伏之证，原方加石楠叶9g，露蜂房9g，乌梢蛇9g，全蝎粉1.5g，蜈蚣粉1.5g，研末和匀另吞。再服1周，头痛即止，脉沉涩也起，舌紫见淡。随访1年，病未再发。

3. **何光明治疗头痛验案** 下法，又称攻下法，是通过通便、下积、泻实、逐水，以消除燥屎、积滞、实热、水饮等证的治法，它不但可应用于胃肠疾病，还可广泛地运用于外感热病和内伤杂病。治疗头痛时合用下法可取的佳效。

刘某，女，38岁。2002年4月21日初诊。发作性头痛10年，复发并加重3天。10年来，大约每月发作1次左侧或双侧颞部搏动性疼痛，多伴恶心呕吐，服去痛片2～3小时可缓解。曾查头颅CT及脑电图等未见异常，西医诊为偏头痛。3天前头痛又复发作，较前发作疼痛剧烈，服去痛片等不能缓解。失眠，易怒，已4天未大便，尿黄赤，面色通红，双目红赤。舌红、苔黄腻，脉弦滑。

诊断： 偏头痛。

辨证： 肝火上炎，积热上攻。

治法： 清肝泻火，通腑泻热。

方药： 龙胆泻肝汤加减。

处方：钩藤（后下）20g，大黄（后下）20g，龙胆草15g，黄芩15g，柴胡15g，川芎15g，延胡索15g，天麻12g，川牛膝12g，泽泻12g，竹茹12g，陈皮12g，丹参12g，木通6g，甘草6g。

每日1剂，水煎分2次服。服后得泻2次，当天头痛即缓解，睡眠正常；次日复诊，仅觉头脑略涨，原方去大黄继服3剂以善后。

4. 彭坚治疗头痛验案 彭坚出生于中医世家，湖南中医药大学教授。擅长运用经方、古方、家传方治疗各种疑难杂病，具有丰富的实践经验，用药简便验廉，深受患者欢迎。

杨某，女，41岁，已婚，生育两胎，1975年5月15日初诊。产后患偏头痛，长达17年，每月疼痛的时间多至20天以上，每天发作时，左眼先有金光闪动，接着左半边头痛，痛如刀割，如针刺，然后扩散到整个头部，变为胀痛。完全靠服用止痛片缓解痛苦，每天须服10～15片。患者面色㿠白，眼圈黯黑，舌淡微青，口不渴，大便秘结，脉象模糊，似有似无。

辨证：痰瘀交阻。

治法：疏肝活血化痰。

方药：处以散偏汤加减。

诊断：偏头痛。

处方：川芎30g，白芍15g，白芥子9g，香附子6g，柴胡3g，甘草3g，郁李仁3g，白芷1.5g。

5剂。药后患者诉：服用头煎药时，疼痛程度超过以往任何一次，忍痛30分钟后，头脑格外清醒，逐渐将5剂药服完。这5天中，疼痛大为减轻，仅仅服过2次去痛片。察其面色，已比初诊时有所红润，精神也振作了许多，脉缓，舌淡，大便通畅。原方不变，续服15剂。30年后，患者的女儿见到我，告知其母亲服药30多剂之后，头痛痊愈，至今未发作。

[按]照原方剂量开出处方时，因为川芎超出常用量，药店不肯抓药，要患者向医生询问清楚，以免出事故。回想一位老中医谈到他的一次教训：他曾经用张仲景的酸枣仁汤治疗1例失眠症，没有效果，后来另一医生仍取原方，只将方中的川芎加到30g，病人安然入睡。这说明大剂量的川芎确有麻醉镇静的作用，散偏汤中的川芎超乎常量，必有所为，必有所本，不必疑虑。

遂给患者作了详细说明。由于预先有所准备，患者在服药时，才能忍痛坚持服完。多年沉疴，霍然而愈。

5. 王焕生治疗头痛验案　王焕生陕西中医学院第二附属医院中医科主任医师，出身中医世家，系已故全国著名中医学家王正宇教授的亲授家传、原陕西中医学院校医院院长。从事中医临床工作40余年，临床经验丰富。以下案例未明确说明是西医何种头痛，但其典型的跳动感，阵发性当考虑为偏头痛。

肖某，女，32岁，延安地区医院护士，1983年4月12日初诊。主诉头痛五载，加剧一月，头痛以左侧为甚，呈阵发性，夜间尤甚，痛甚时两太阳穴有强烈的跳动感，常常以情绪刺激或工作紧张为诱因，伴有胁痛隐隐，五心烦热，夜间失寐，月经提前，脱发头屑多且瘙痒。在当地治疗年余鲜效。后去交大一附院诊治，诊断为血管性头痛，予以解痉及营养神经药物，但疗效欠佳。经人介绍求诊于余。察其舌红苔少，诊其脉弦细数。

辨证：肝郁头痛，日久化火伤阴。

治法：疏肝解郁，滋阴降火。

组方：牡丹皮9g，炒栀子12g，银柴胡15g，当归12g，生白芍20g，白术15g，茯神30g，薄荷6g，川芎12g，白芷6g，黄柏6g，夜交藤30g，麦芽15g，丹参15g。5剂，水煎服。

4月20日二诊：服上药5剂，头痛缓解，烦躁大减，胁痛消失，舌红苔少，脉弦细，效不更方，仍以上方化裁，处方如下：柴胡12g，生白芍20g，当归12g，白术15g，茯神20g，薄荷6g，牡丹皮9g，炒栀子10g，白芷6g，川芎15g，蔓荆子9g，夏枯草12g。

六剂，水煎服。

4月27日三诊：服药之后头痛基本消失，余证大减，脱发如前，要求调方返籍，以求巩固。舌淡红苔白，脉弦细。

处方：制首乌30g，生地黄12g，牡丹皮9g，白芍15g，当归9g，丹参15g，川芎20g，天麻9g，蔓荆子9g，钩藤9g，白蒺藜9g，白芷6g。十剂，共为细末，炼蜜为丸，每丸9g，每日3次，每次9g，后信访头痛脱发皆愈。

［按］肝郁头痛在临床以中年女性为多，常伴有月经先期，发病与情志密切相关。本案肝郁日久，化火伤阴所致。方用丹栀逍遥散加味，既能疏肝

解郁，又能健脾调血，切合病机，不治头痛而头痛愈；脱发脱屑便由肝郁化火，伤及阴分所致，方中加入首乌、生地黄、白蒺藜以及滋阴养血。川芎为血中之气药，为治头痛首选药物，能上达巅顶，下通血海，用药时宜药量逐渐加入为宜，以收活血化瘀，通络止痛之功。

6. 郑绍周治疗头痛验案　郑绍周教授，全国名老中医，河南中医学院第一附属医院主任医师，硕士生导师，擅长治疗脑血管疾病，血管性痴呆，内科发热性疾病等疑难杂症。此案例中巅顶痛，恶心呕吐等症状与偏头痛发作特点相似，故在此陈述。

吴某，女，30岁，1997年8月5日初诊。头痛3年余，发则巅顶剧痛，头晕目眩，干呕欲吐，痛甚则呕吐涎沫。曾查脑电图、TCD、头颅CT，诊断为脑血管痉挛。服用西比灵、尼莫地平、卡马西平等药，疗效不佳。诊见：巅顶部搏动样剧痛，面色苍白，恶心欲吐，舌淡、苔白腻，脉弦滑。

西医诊断：血管性头痛。

中医诊断：风痰头痛。治以疏肝祛风，化痰止痛。

处方：党参20g，白术20g，吴茱萸10g，生姜10g，陈皮15g，半夏15g，天麻15g，茯苓15g，川芎15g，甘草15g，钩藤30g，决明子30g，白芍30g。

水煎服，每天1剂，服药6剂，疼痛稍减，继进20剂，疼痛诸症基本控制，继以逍遥丸善后巩固疗效，1年后随访，病未反复。

［按］《冷庐医话·头痛》篇云："厥阴之脉，会于巅顶，故头痛在巅顶。"又《素问·至真要大论篇》云："无痰则不作眩。"结合本患者头痛部位以巅顶为甚，伴见头晕目眩，苔白腻，脉弦滑，故本病责之肝风挟痰上扰清窍所致。其治疗遵《伤寒论·厥阴病篇》"干呕吐涎沫，头痛，吴茱萸汤主之"，以吴茱萸汤疏肝降浊，钩藤、决明子合半夏白术天麻汤平肝化痰，川芎祛风通络止痛，芍甘汤平肝缓急止痛，全方组合切中病机，故取良效。取效之后，继以逍遥丸疏肝健脾，脾健痰生无源，肝疏其气条达，痰浊不复上扰，故病告痊愈。

7. 过伟峰治疗月经周期性偏头痛验案　过伟峰，江苏省中医院脑病中心副主任医师，博士毕业，教授，副研究员，擅长治疗中医脑病、口腔黏膜病。

康某，女，19岁。初诊日期：2010年3月6日。患者头痛反复发作3年，每月发作2～8次不等，经前尤甚，本次发作已2天。现症见：头痛部位以前额、眉棱骨为主：无恶心呕吐：面黄，目眶暗黑：舌暗红、苔薄白，脉细滑。既往有鼻窦炎病史。

辨证：血虚肝旺。

治则：养血平肝。

处方：天麻10g，钩藤（后下）15g，白蒺藜10g，石决明（先煎）30g，白芷10g，川芎10g，当归10g，墨旱莲15g，女贞子15g，熟地黄10g。14剂，水煎，每日分2次服。

二诊（3月20日）：头痛未发，素体两手冰冷、汗出、舌暗红、苔薄白，脉细滑。今头痛已控制，故减平肝潜阳之钩藤、石决明，加温经通脉之白芍药10g，益母草12g，桂枝6g，细辛4g，煅牡蛎（先煎）30g。7剂。

三诊（3月27日）：头痛未发，面色稍有改善，月经周内将行，两手仍清冷、汗出：舌脉如前。予上方，益母草增至15g，增强活血调经作用。7剂。

四诊（4月3日）：昨月经来潮后头痛复发，仍以前额、眉棱骨疼痛为主：经色暗黑，舌尖红、苔薄黄腻，脉细滑。予上方加桃仁10g，红花10g，以增强活血化瘀、调经止痛之功。14剂。

五诊（5月22日）：半月前头痛发作1次，程度较前减轻且持续时间短：手汗仍多，手冷好转。四诊方去桂枝、细辛、煅牡蛎，加大枣、炙甘草，以养血平肝、活血调经，以资巩固。随诊2个月，头痛未发。

［按］患者发作性头痛3年，以前额、眉棱骨疼痛为主，病在阳明经，但其发病又与经行密切相关。初诊时头痛剧烈，频繁发作，提示以阳亢实证为主，故以天麻钩藤饮为主方，重在平肝潜阳、息风止痛。方中天麻、钩藤、白蒺藜、石决明加二至丸以滋补肝肾之阴，取其滋阴涵阳之效。女子以血为用，头痛发作与经行有关，故取四物汤以养血活血调经：川芎为治头痛要药，药性向上，引药上行，合以擅治阳明经前额头痛之白芷，加强通窍止痛之效。二诊时头痛未发，阳亢渐平，故减石决明、钩藤等平肝潜阳之品，加白芍药、益母草以养血活血调经。因患者素来手凉汗出，为阳气遏伏，经脉失于温通之象，故加桂枝、细辛以温通经脉，煅牡蛎既可收敛止汗又可平肝潜阳。三诊时患者月经周内将行，故在原方基础上加大益母草用量以活血调

经。四诊因经行头痛复发，且经色暗黑，乃经前气血郁塞所致，故加桃仁、红花，取桃红四物汤之意以补血活血、调经止痛。五诊头痛仅小发一次，为时短暂，佐加大枣、甘草，取甘以缓急之意，以图控制复发。

[临床治疗心得] 名家名方中搜集了现代医家治疗偏头痛的医案，比较完整地记录了偏头痛患者诊疗的过程。依据笔者多年的临床经验，有一点需要读者认清，此处选取的是比较成功的治疗案例，多数偏头痛是反复发作，顽固难治的。现代医家多从肝论治头痛，临床实践中，如见头顶痛为主，其人情绪低落、压抑，或面红性急，或兼见瘀血、痰湿之象，皆加入疏肝理气之药对，如柴胡、川芎，柴胡、白芍，柴胡、黄芩等，往往能增加疗效。

（三）秘、单、验、偏方

1. 吐法治疗头痛　此处讲到的头痛也许不单纯指代偏头痛，但以偏头痛为主。金·张子和《儒门事亲》中指出，吐法是一种祛邪安正的治疗方法。"今予论吐、汗、下3法，先论攻其邪，邪去而元气自复也"。书中提出，只要是属于邪气在上而致郁滞的病证，均可采用吐法来治疗。"故凡可吐，令条达者，非徒木郁然凡在上者，皆宜吐之"指出风邪致病可用吐法来治疗，"风病之作，仓卒之变生。尝治惊风痫病，屡用汗、下、吐三法，随治随愈"，书中列举了瓜蒂散、葱根豆豉汤、郁金散等通过引吐来治疗头痛的方剂。书中明确指出，吐法内涵广泛，引吐只是属于狭义的吐法，而广义的吐法，则包括引涎、漉涎、嚏气、追泪等具体方法。

清·陈士铎《辨证录》记载了用生莱菔捣汁滴鼻治疗头痛的具体例子。古人有用生莱菔汁以灌鼻者，因鼻窍通脑，莱菔善开窍而分清浊，故用之而可愈头风，姜得莱菔而并可祛风，莱菔得姜而兼可祛寒。具体方法如下：

用生莱菔汁、姜汁和匀，灌鼻中，眼泪口涎齐出，头痛可止。

眼中用药乃追泪之法，也属于广义吐法的范畴。眼中用药追泪可助邪气排出而治疗头痛。明·武之望《济阳纲目》中的点眼丹，"谢传点眼丹：治一切急头风，头痛"。

记载："牙硝一钱，麝香、朱砂、雄黄各五分，上为细末，瓷罐收储，临病用银簪蘸药点两眼角内，立时取效。"

2. 加味乌星散

［来源］任应秋，《任应秋论医集》。

［组成］制川乌3g，天南星3g，细辛3g，地龙3g，菊花6g，冰片0.9g（研细，分2次冲服）。

［用法］先煎川乌、天南星、细辛、地龙四味，后入菊花，稍煎即成，分2次服。冰片临服时分2份各冲入1份。服后稍事休息，头痛即止。

［功用］升清阳，化浊气，止头痛。

［方解］方中制川乌、天南星、细辛祛风散寒止痛；地龙通络镇痉；菊花疏风、清头目；冰片开窍散瘀，清热止痛。诸药合用，有通络止痛、疏风散邪之功。药专力宏，取效颇佳。

［主治］慢性头痛。悠悠戚戚，迁延不愈，或在一侧，或在巅顶，诸如生气、受风、感寒以及天气变化都能引起发作。脉象往往沉细微弦。可用于神经性头痛，如偏头痛、紧张性头痛。

3. 柔肝息风方

［来源］潘兰坪，《新编经验方》。

［组成］生地黄9g，熟地黄9g，天冬9g，玉竹15g，黑芝麻12g，钩藤9g，白菊花6g，鲜莲叶20g，羚羊角0.5g（研细，分2次冲服），苦丁茶9g。

［用法］每日1剂，水煎服，日服2次。

［功用］清热息风，滋阴益血。

［方解］方用鲜莲叶、菊花、羚羊角、钩藤、苦丁茶清肝热，息肝风；地黄、天冬、玉竹、黑芝麻滋肝益肾。此养肝体佐以清肝用法，阴虚火浮之头痛最宜。即偏正头风亦可治。

［主治］阴虚火浮之头痛，偏正头风。可用于偏头痛、阴虚阳亢，血压上升引起的头痛。

4. 头痛汤

［来源］《岳美中医案集》。

［组成］连翘9g，菊花9g，霜桑叶9g，黄芩9g，苏薄荷3g，苦丁茶6g，夏枯草12g，藁本3g，白芷3g，荷叶边半张，鲜白茅根12g。

［用法］每日1剂，水煎温服，日2次。

［功用］祛风散热，通窍止痛。

［方解］方中连翘轻浮，为解热清气分之炒品；菊花、薄荷消散上焦风热，清利头目；桑叶搜肝络之风邪；黄芩除中上焦之火邪；苦丁茶祛头部之热邪；夏枯草解散结热；荷叶边舒散邪热；鲜茅根消除痰热，更使以白芷通窍散发表邪，引以藁本上升直达头顶。共成祛风散热之方，以治风热上攻的偏正头痛，效果颇佳。

［主治］风热上攻引起的偏正头痛。

［附记］本方记载罗芷园《医话》云："治偏头痛极效，屡试屡验也。"岳氏医治一例，每一感冒，即出现剧烈性头痛，面红发热，多方治疗，均不过暂时缓解，不能根除，颇为苦恼。即投上方疗之，果1剂痛减大半，3剂痊愈，迄今5年未犯。后用治各种正偏头痛，亦均获捷效。本方名为编者拟加。

［禁忌］若寒厥或痰厥之头痛，不可滥投。

5. 止痛散

［来源］《韦文贵眼科临床经验选》。

［组成］瓜蒌根（即天花粉）10g，柴胡10g，甘草10g，生地黄12g，黄芩10g，生姜2片，大枣5枚。

［用法］每日1剂，水煎服，日服2次。

［功用］疏肝清热，滋阴润燥，生津止痛。

［方解］方用柴胡疏肝解郁，配合黄芩能清肝火而止痛；生地黄、天花粉滋阴生津而润燥；大枣和脾健中；生姜散寒止痛，诸药配伍，共奏疏肝清热，滋阴润燥，生津止痛之功。

［主治］凡因肝郁气滞，久而化火，伤阴生燥；或肝火上炎，而犯清窍所致的头额部痛，眼胀痛，或目赤疼痛之虹膜睫状体炎，巩膜炎等症者均可用之。

［附记］本方用治头痛、偏头痛、证属肝火上犯清窍者，用之每收良效。

6. 加味选奇汤

［来源］邓铁涛，《邓铁涛临床经验辑要》。

［组成］防风9g，羌活9g，黄芩9g，甘草6g，白芍12g，白蒺藜9g，菊花9g。

［用法］每日1剂，水煎服，日服2次。

［功用］祛风，清热，止痛。

［主治］头痛，偏头痛，眉棱骨痛，三叉神经痛。

［加减］阴虚明显者生地黄易黄芩，或以磁朱丸与六味地黄丸治之。日服磁朱丸以镇摄其亢阳，晚服六味地黄丸以滋其肾阴。血瘀者加茺蔚子10g，牛膝、豨莶草各15g，或用血府逐瘀汤。

［附记］磁朱丸本眼科用药，又名神曲丸，出自《备急千金要方》用120g神曲以配60g之磁石及30g之朱砂，磁石滋肾潜阳，重镇安神，朱砂清心安神，妙在用120g神曲以健运脾气，使石药不致有碍胃气，又能升清降浊。

7. 血管性头痛方

［来源］《上海中医药杂志》1983年7月。

［组成］生石决明（先下）30g，大川芎9g，香白芷4.5g，北细辛4.5g。

［用法］水煎服，每日1剂，日服3次。

［功用］活血通络、祛风散寒、平肝镇痛。

［方解］方用生石决明平肝镇痛，川芎辛温、入肝经，能活血止痛，近代药理研究发现川芎含挥发油及油状生物碱，能抑制大脑皮质活动及扩张周围血管，故有良好的镇静止痛作用；白芷能祛风散寒止痛，可兴奋血管运动中枢，调节血管的舒缩功能；细辛散寒止痛，并有局部麻痹、镇痛作用。药仅四味，配伍相得益彰，力宏效捷。

［主治］血管性头痛指代头痛性质以血管搏动样跳痛为主，符合偏头痛的疼痛特点。

［加减］如病程长的慢性头痛可加枸杞子12g，青、陈皮各4.5g。

［附记］本方为上海曙光医院经验方。马瑞寅氏云：20多年临床应用于大批头痛病人，确实效果好，而且无不良反应。本方不但对血管性头痛有良效，而且对高血压性、脑瘤性及炎症性头痛也均有良效。个别病人服药期间出现舌麻现象，可继续服药，不必停用，未见不良后果。

8. 小清空膏　治少阳头痛及太阳头痛，不拘偏正。

［组成］片黄芩，酒浸透。

［用法］晒干为末。每服一钱，茶、酒送下。

9. 头痛舒煎剂

［来源］孟澍江，《名医名方录》第一辑。

［组成］细辛4g，吴茱萸3g，炙全蝎5g，白僵蚕10g，制天南星4g，白附子6g，石决明15g，天麻9g，生石膏20g，红花10g，川芎5g，苦丁茶3g，生甘草3g。

［用法］每日1剂，水煎2次，早、晚分服。

［功用］平肝潜阳，搜风镇痉，清化痰热，活血化瘀，通络止痛。

［主治］偏头痛。其特点是头痛常开始于颞部、眼部或前额部，逐渐扩展至半侧头部。疼痛呈搏动性钻痛、钝痛或刺痛，在1小时左右达到高峰后转为持续性疼痛。痛剧时常伴恶心、呕吐等症。此病缠绵、颇难治疗。

［加减］痛作时情绪不畅，烦躁易怒、口苦、胁痛者加牡丹皮9g，柴胡6g，香附12g；肝阳上亢、头晕目眩、左头胀痛明显者，加白芍12g，白蒺藜15g，钩藤（后下）9g；痰热壅盛、舌苔黄厚而腻、脉滑数者加夏枯草10g，川黄连3g或天竹黄10g，竹茹9～12g；湿浊偏甚、头重痛、呕吐作恶，舌苔白厚腻者加泽泻、制半夏各9g；病久瘀甚，痛如针刺，难以忍受，舌有紫气或瘀点瘀斑，脉弦涩者加桃仁、赤芍、牡丹皮各9g；气血亏虚、失眠、眩晕、低血压、思虑则痛作者加当归10g，白芍12g，生黄芪9～12g；伴外感风寒、头痛、恶寒明显、鼻塞流涕者加荆芥9g，葱白3根，苏叶9g；伴风热侵袭、头痛、发热明显、咽痛者加蔓荆子10g；大便秘结者加生大黄（后下）3～6g；老年体虚者改用制大黄5～10g。前额痛甚者加珍珠母（先煎）30g，牡丹皮9g；头右侧痛甚者加酸枣仁15g；眉棱骨痛者加蔓荆子9～12g。

10. 天麻头痛散

［主治］活血化瘀，驱风镇痛。主治偏头痛。

［组方］天麻、当归尾、白菊花、白芷、川芎、丹参各12g，红花10g，桃仁6g，生地黄10g，茯苓、白芍、蔓荆子各12g。

［用法］水煎服，每日1剂，每天3次，饭后服。

11. 谷精草治疗头痛　《本草纲目》有谷精草治"头风痛"的记载。

脑痛、眉痛用法：谷精草二钱，地龙三钱，乳香一钱。共研为末，每用半钱，烧烟筒中，熏鼻。

偏正头痛用法：谷精草，研为末，加白面糊调匀摊纸上贴痛处，干了改换。

12. 风寒、瘀或痰瘀交加所致偏正头痛

川芎30g，白芍15g，白芥子6g，香附9g，白芷9g，郁李仁6g，柴胡9g，细辛

3g，蔓荆子9g。上药加入清水500ml，浸泡30分钟后文火煎煮两次，每30分钟滤汁混匀，每日早、晚饭后服。痛剧者可日服一剂半，分3次服下。

13. 瘀血型偏头痛

处方：加味芎归汤。

川芎30g，当归15g，细辛5g，白芷10g，蜈蚣2条。

自研面，随汤药冲服。

14. 气血虚夹寒型偏头痛

处方：芍药甘草附子汤与麻黄汤合方。

白芍10g，附子5g，麻黄10g，桂枝6g，杏仁12g，黄芪15g，当归15g，细辛10g，炙甘草10g。每天1剂，水煎服。

15. 头痛的简易疗法

（1）头痛时，把双手浸在一盆热水中（保持水温在60℃左右），一般约30分钟，头痛会减轻或至消失。当手部血管膨胀，血液流聚于手部，脑血管充血量就相对减少，血管膨胀也减少，压迫减轻，痛感便逐渐消失。

（2）白芷4g，冰片2g，细辛2g，研磨粉卷入纸筒放药粉燃着，用鼻吸入烟气，该方适用于神经性头痛。

（3）用白萝卜皮贴在两面的太阳穴上，每晚贴20分钟，可治偏头痛。

（4）干白菜根1块，红糖60g，生姜3片，水煎服，日服3次。

（5）鲜丝瓜根3个，白芷10g，与猪瘦肉适量共煮，吃肉喝汤。

（6）钩藤30g，大枣60g，黑豆60g，生姜3片，鸡蛋2枚，共煮服。

（7）川芎6g，绿茶6g，红糖适量。清水一碗半，煎至一碗，去渣饮用。

（8）当归10g，川芎5g，白芷6g，葱白3根。水煎2次，混合后分上、下午服，每日1剂。

（9）头痛时把苹果磨成泥状涂在纱布上，贴在头痛处，症状可减轻。

（10）冰袋冷敷。将冰块放在冰袋里或用毛巾包好，敷在头痛部位。等冷却的头部血管收缩后，能够有效的缓解偏头痛。

（11）菊花枕。菊花干品1000g，川芎400g，牡丹皮、白芷各200g，装入枕套内，使药物缓慢挥发，具有活血行气、清热凉血、祛风解表、生肌止痛之功效。

（12）向日葵花盘（干品）100g，捣碎，加水500ml，煎取浓汁液，纱布过滤后内服，每日1剂，早、晚分服。

（13）甘菊花、石膏、川芎各10g，研末，每服3g，清茶送下。

（14）丝瓜藤、苦瓜藤，炒枯碾末，每次用开水送服10g左右。

（15）核桃仁15g，水煎，加入白糖适量，内服。

（16）鲜葱3条，姜皮5g，酒糟20g，共捣拌匀，敷于痛处。

（17）绿豆晒干，稍微捣破，作枕心。

（18）浮小麦炒热后用布包裹头部。

（19）辣椒树蔸10个，洗净，水煎加糖服。

（20）梳摩痛点：将双手的10个指尖，放在头部最痛的地方，像梳头那样进行快速按摩，每次梳摩100个来回，每天早、中、晚饭前各做1次，便可达到止痛目的。

（21）中药塞鼻：取川芎、白芷、炙远志各15g焙干，再加冰片7g，共研成细粉后装瓶备用。在治疗偏头痛时，可用纱布包少许药粉塞鼻，一般塞鼻后15分钟左右便可止痛。

（22）饮浓薄荷茶：取干薄荷叶15g放入茶杯内，用开水冲泡5分钟后服用，早、晚各服1次，对缓解偏头痛有一定作用。

[临床治疗心得] 秘、单、验偏方在临床中运用比较少，多为民间流传或书籍简载。临床用得少，是有历史原因的。主要原因是剂型导致现代化生产困难，不易推广。但许多方剂取材方便，制作简单，民间仍有使用。如生莱菔汁滴鼻在民间依然在用，莱菔及白萝卜，原料是随手可得的，对急性头痛伴鼻塞、头晕疗效肯定。谷精草熏鼻治疗急性头痛，止痛有特效，但熏鼻过程眼睛较难受。简易疗法多以止痛为目的，效果因人而异，头痛无法缓解的，尽管一用，基本安全无害。偏头痛治疗的目的，除了止痛，更重要的是预防发作，所以，服药并非只是在头痛发作过程，治疗仍需系统性。

二、外治法

（一）按摩

1. 以颈肩推拿配合头部穴位按揉　患者俯卧位，医者用一指禅推法或按揉法治疗颈项部两侧膀胱经5分钟，拿法拿风池穴10遍，并配合点揉风池穴。最后拿肩井20次。②患者仰卧位，医者用拇指按揉法治疗印堂、睛明、攒竹、鱼腰、太阳、头维、率谷、百会穴，每穴2分钟。以分抹法治疗前额部20次，用扫散法施于颞部胆经，每侧各30次。

2. **按揉头部穴位并放松头部筋膜** 患者俯卧位，医者坐于床头前，面对患者，嘱患者全身放松，调整呼吸使之平稳，首先以双手拇指固定于头顶，其余四指自然弯曲，以示指桡侧面置于患者两侧头部角孙穴附近行按、揉等手法，约3分钟，以病侧为主；后以四指屈曲行指推法，推后枕部（以病侧为主，辅以左侧）约1分钟；再以四指行扫散法施予患者右侧头部及后头部，反复约6次；之后，按揉两侧太阳穴，以病侧为主，健侧为辅，约1分钟；再后，弹拨枕骨粗隆处附着之筋腱使之松解，待充分放松头部筋腱之后，行点按双侧风池穴，力量要柔和而渗透，以患者感到酸胀为度，点按2～3次。最后以按、揉、推、搓等手法舒散放松头部筋膜。患者仰卧位，医者坐位不变，同样嘱患者放松，首先按揉印堂穴，后以双手拇指按、揉、抹额部，从两眉头开始，按左右及上下两种方向进行施治，待按揉至太阳穴时可加大力量，再次按揉两侧太阳，约5分钟；再以两拇指推、按头部，以右侧为主，约3分钟，亦可以示指桡侧面置于患者两侧头部角孙穴附近行按、揉等手法；最后，行全头部扫散、按、揉、抹等放松手法以结束治疗。

3. **揉太阳穴** 每天清晨醒来后和晚上临睡以前，用双手中指按太阳穴转圈揉动，先顺揉7～8圈，再倒揉7～8圈，这样反复几次，连续数日，偏头痛可大为减轻。

4. **自我推拿治疗偏头痛**

（1）头面部操作：取坐位或仰卧位。先用大拇指指端或偏锋，自眉心向上垂直平推至发际，双手交替，往返18次。再用大拇指指腹沿两眉中点印堂穴处，向两侧平推至太阳穴，分3次上到发际，再往返，左右手交替，各9次。其次用示、中两指指腹，沿眉弓向两侧推至太阳，左手示、中两指推向右，并配合抹法，如此往返各9次。再用一指禅推法，以双手大拇指指端，从各种内眼角沿眼眶推至外眼角，先上后下，往返推7～9遍。或将双手大拇指放在同侧太阳穴上，用示指桡侧缘轮刮眼眶，方向同上，往返9次。用双大拇指指腹按揉太阳穴，顺、逆时针方向各9次；用中指指腹按压攒竹（双）、鱼腰（双）、阳白（双）、四白（双）、迎香（双）各15秒，以稍感酸胀为度。用示指或中指指腹点按头顶百会穴2分钟。一手扶头侧，一手五指分开，并微屈，在颞旁自前向后来回推擦，然后换手推擦另一侧颞旁，每侧各18次。用大鱼际揉法，轻揉印堂、前额部、左右眉弓、太阳穴及两侧颞部，每个部位各49次。

（2）颈项部操作：取坐位或仰靠位。用大拇指指腹推抹左右"桥弓穴"（在耳垂后凹陷中翳风穴到颈下锁骨中的缺盆穴这一条线上）各9次。推抹左"桥弓穴"用右大拇指指腹，推抹右"桥弓穴"用左大拇指指腹。推抹"桥弓穴"只能单侧交替进行，因"桥弓穴"的部位是在颈动脉窦的部位，颈动脉窦是一个重要的体表-内脏发射点，起着调节血压的作用。五指分开微屈，指端着力，从前额发际到头顶再到枕后部点按，每一着力部位点按2秒钟，然后双手点按头两侧部位，往返各3次。以五指拿法，用大拇指和其余四指相对用力，拿捏颈部两侧肌肉，自上而下，拿至大椎穴两侧，往返7次。双手交叉于头顶，用大拇指指端按揉风池穴，顺、逆时针方向各9次。一手扶颈后，另一手掌轻拍头顶部百会穴，双手交替各10次。双手梳头、振耳各9次。放松、静坐调息3分钟。

5. 偏头痛多与三焦经有关　推拿三焦经可调理内分泌失调。三焦经肘部的清泠渊、天井穴，以及手腕部的外关穴，都是偏头痛的特效穴。

6. 太阳穴痛　首先可以按摩太阳穴，如果不能缓解，则可按摩胆经的风池穴、阳陵泉穴等均可。

7. 推拿风池穴治疗偏头痛　患者取坐位，头部稍微下低，施术者站在患者右侧，左手放在患者头顶部以固定头部，如为一侧性偏头痛，则用右手大拇指指腹按压在患侧风池穴处，朝患者鼻尖方向用力冲击按压，时间约为10秒，连续2次。

8. 一指禅推法　取患侧攒竹、太阳、印堂、鱼腰、阳白、头维、百会、风池等，用一指禅推法，再从印堂沿直线推至前发际，往返36遍，从攒竹沿鱼腰推至太阳，往返36遍，其余手指按压颞部，按揉3~5分钟，最后按压双侧风池穴，以痛胀感向同侧眼周围放射为度，两侧交替进行。

[临床治疗心得] 推拿是用手在人体上经络、穴位用实施推、拿、提、捏、揉等手法进行治疗，是中国古老的医治伤病的方法。《黄帝内经》曰："经络不通；病生于不仁，治之以按摩"，说明推拿能疏通经络和腧穴，达到调和气血、扶正祛邪、消除头痛的疗效。从现代医学角度来看，推拿主要是通过手法作用而刺激末梢神经，促进机体的血液、淋巴循环及组织间的代谢过程，以协调各组

织、器官间的功能，提高机体新陈代谢水平以减轻伤痛。推拿头颈部使人放松舒适，对偏头痛的发作及预防均有一定效果。临床经验告诉我们，局部取风池穴、太阳穴的推拿，能有效疏筋止痛。

（二）艾灸

灸法，以艾叶等可燃材料或其他热源在腧穴或病变部位进行烧灼、温烤。《灵枢·官能》："针所不为，灸之所宜。"可见上古医者非常重视灸法的作用。艾灸温阳益气、温经通络、散寒止痛、行气通郁之功是针石难以比拟的。

1. 偏头痛的艾灸治疗

（1）手持陈年纯艾条施灸：率谷、风池、百会、头维穴，每处穴位依次进行回旋、雀啄、往返、温和灸四步法施灸操作：先行回旋灸2分钟温热局部气

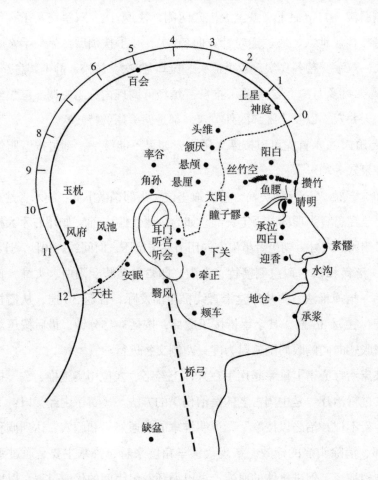

血，继以雀啄灸1分钟加强敏化，循经往返灸2分钟激发经气，再施以温和灸发动感传、开通经络。

（2）三角灸：至阳、双侧肝俞穴。

2. 热敏灸治疗偏头痛

穴位热敏化多分布于太阳、风池、日月、足窍阴等腧穴。艾灸操作: 在上述穴位分别按下述步骤依次进行回旋、雀啄、往返、温和灸四步法。具体操作如下：先行回旋灸 1～3分钟，温通局部气血，继以雀啄灸1～2分钟，加强施灸部位的热敏化程度，循经往返灸2～3分钟疏通经络，激发经气，再施以温和灸发动灸性感传、开通经络。只要出现以下1种以上（含1种）灸感反应灸表明该腧穴已发生热敏化：透热，扩热，传热，局部不热（或微热）远部热，表面不热（或微热）深部热，施灸部位或远离施灸部位产生酸、胀、压、

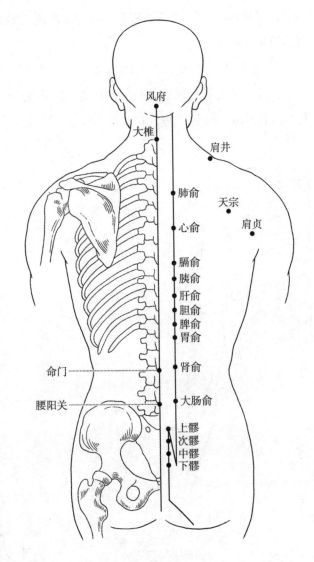

重、痛、麻、冷等非热感觉。施灸最佳剂量以每穴完成灸感四相过程为标准，灸至感传完全消失为止。每天1次，共14天。据报道有效率高于90%。

3. 松针点灸　取风池、百会、太阳、率谷、攒竹、丝竹空、阳陵泉、外关、阿是穴，以拇、示、中指夹持经 70%的乙醇溶液浸泡过的南阳松叶，点燃后

快速点灸风池、率谷、阿是穴，每穴点灸2次，然后点灸其他穴位3～4次，据报道痊愈率高于50%。

4. 在督脉、患侧的膀胱经、患侧的胆经走行方向艾灸　以患者有温热感为度，于风池、天柱处行雀啄灸，以皮肤出现红晕为度，2周为1个疗程，据报道有效率为90%。

5. 外关穴、足临泣穴、风池穴　可说是祛风治偏头痛的最佳拍档。艾灸这三个穴位，可起到祛风治偏头痛的功效。具体艾灸方法是用艾条灸这几个穴位，每个穴位10～15分钟，每天1次即可。

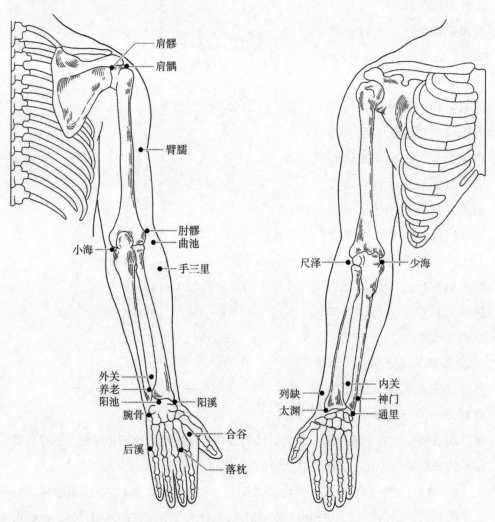

6. 取风池、天柱、阿是穴　温和灸：点燃艾条的一端，沿督脉、患侧足太阳膀胱经、患侧足少阳胆经走行方向，距皮 2~3cm，往返熏灸，以使患者局部有温热和舒适感为度。施灸时间 15~20分钟。雀啄灸：温和灸之后，重点在风池、天柱、阿是穴等穴位行雀啄灸，每穴 3~5分钟，至皮肤出现红晕为度。每日治疗1次，连续治疗2周。这种灸疗可以明显改善偏头痛患者的脑血流变化，从而起效。

[临床治疗心得] 艾灸具有良好的镇痛、消炎、改善循环的特点，通过影响细胞因子和蛋白基因表达来实现镇痛作用，但艾绒在空气中燃烧氧化气味较大，所以艾灸时一方面要注意保暖，另一方面要注意通风。

（三）中药贴敷

穴位贴敷，是以中医经络学说为理论依据，把药物研成细末，用水、醋、酒、蛋清、蜂蜜、植物油、清凉油、药液甚至唾液调成糊状，或用呈凝固状的油脂（如凡士林等）、黄醋、米饭、枣泥制成软膏、丸剂或饼剂，或将中药汤剂熬成膏，或将药末散于膏药上，再直接贴敷穴位、患处（阿是穴），用来治疗疾病的一种无创痛穴位疗法。

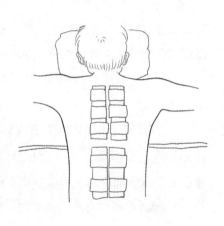

孕妇、皮肤破损、开放性伤口、过敏体质者禁用。

1. 急性头痛　用鲜薄荷叶捣烂如泥，选太阳、阳白、印堂等穴贴敷，每日可贴1~2次。

2. 血管神经性头痛　可用生天南星、生川乌、生白芷各30g共研细末，鲜葱汁调敷太阳穴，适用于偏寒证者。或大黄、朴硝各30g，共研细末，用井水和药捏作饼，或调成糊，贴侧两太阳穴处。

3. 太阳穴敷贴治疗偏头痛　取川乌6g，草乌6g，薄荷1g，细辛1g，生石膏12g，胡椒1g，研细末，白酒调为糊状，敷太阳穴。每天1~2次。

4. 隔"痛风饼子"灸　徐灵胎（1693—1771 年），原名大椿，晚号洄溪老人，清代著名医学家。徐灵胎应用《太平圣惠方》"痛风饼子"（五倍子、全蝎、土狗各八分为末，醋丸做如钱大饼子）治疗头痛。头痛发作时用醋润透饼子，顶太阳穴上灸热贴之，仍用帕子缚之，饮浓茶，睡觉自愈。

[临床治疗心得] 贴敷治疗偏头痛，目前临床运用较少，其制备和操作在家中即可完成，药物外用于腧穴，具有双重疗效，而且避免了胃肠道反应。选取穴位多为太阳、印堂等，其具有疏通经气止痛，皮肤表面无毛发覆盖，敷贴药物成分利于起效的优势。因制药过程的差异，在头面使用前，请先用于四肢腧穴，如外关、合谷等，不仅具有治疗作用，还可以观察是否存在个体过敏的情况。

（四）刮痧

刮痧是以中医经络腧穴理论为指导，通过特制的刮痧器具和相应的手法，蘸取一定的介质，在体表进行反复刮动、摩擦，使皮肤局部出现红色粟粒状，或暗红色出血点等"出痧"变化，从而达到活血透痧的作用。刮痧的注意事项如下。

1. 刮痧后1～2天局部出现轻微疼痛、痒感等属正常现象；出痧后30分钟忌洗凉水澡；夏季出痧部位忌风扇或空调直吹；冬季应注意保暖。

2. 刮痧疗法具有严格的方向、时间、手法、强度和适应证、禁忌证等要求，如操作不当易出现不适反应，甚至病情加重，故应严格遵循操作规范或遵医嘱，不应自行在家中随意操作。

3. 有出血倾向、皮肤高度过敏、极度虚弱、严重心衰的患者均应禁刮或慎刮。

手持刮痧板，从头患侧前发际开始，由前向后刮至风池穴；从太阳穴起，沿悬厘、率谷、浮白向后刮；从百会穴向下刮至天柱穴。每组刮痧约3分钟。手法由轻至重，在同一经脉上刮至皮肤发红，出现紫色斑点为度。7天刮痧1次。

[临床治疗心得] 刮痧疗法可以迅速改善微循环障碍，刮拭出痧会排除内毒素。气血由阻滞变为通畅后，组织器官的细胞得到了充足的氧气和营养素的供应，活力增强。头颈部刮痧起到舒筋活络、祛风散邪、活血化瘀的作用，促使病

变局部气血畅达，头痛自止。

（五）针刺

1. 从足少阳胆经论偏头痛的针灸治疗　张巧玲等取足少阳经腧穴为主治疗偏头痛45例，取患侧颔厌透悬厘，太阳透率谷，透刺得气后，采用滞针手法；对照组45例，口服尼莫地平片；治疗组总有效率95.6%，对照组71.1%，治疗组疗效明显优于口服西药组。

谢菊英等对循经针刺3条经脉腧穴治疗偏头痛的疗效做了研究，其中手少阳经组32例，取患侧丝竹空、角孙、翳风，双侧外关、中渚、支沟；足少阳经组31例，取患侧率谷、颔厌、风池，双侧足临泣、丘墟、阳陵泉；足厥阴经组30例，取双侧曲泉、太冲、行间；针刺得气后平补平泻，动留针30分钟；手少阳经组治疗有效率84%，足少阳经组100%，足厥阴经组83%。足少阳经组与其他两组比较疗效差异明显。

Chen Z L认为偏头痛发病多由少阳经气不畅所致，针刺太阳透角孙穴能疏通经络，祛风泻火，调整少阳经气而止痛，同时针刺足少阳经原穴丘墟，少阳经气得舒，而痛可止。

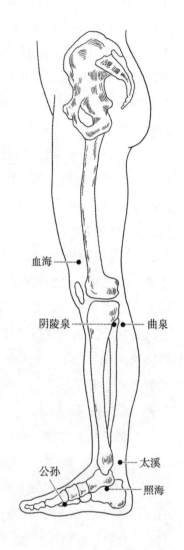

李炜等针刺肝胆经腧穴治疗偏头痛207例，取太冲、行间、风池、阳陵泉，毫针针刺得气后接电针仪30分钟；对照组61例，口服尼莫地平、西比灵，发作期加用麦角胺咖啡因；治疗4周；结果显示针刺组总有效率为94.7%，显效率为80.6%；对照组分别为75.4%、57.4%。针刺组总有效率及显效率均明显优于对照组。

代义等针刺少阳经特定穴治疗偏头痛45例，取双侧风池、外关、阳陵泉、丘墟，针刺得气后行平补平泻手法，留针30分钟，疗程2周；结果治愈23例，显效12例，有效7例，无效3例，有效率达93.33%。

范兆金等运用火针治疗偏头痛患者78例，取头维、率谷、阿是穴、阳池、丘墟；将火针烧至红白，点刺腧穴0.2～0.3 cm，迅速拔出；3日治疗1次，5次为1个疗程，所有患者均接受1个疗程的治疗；结果显示术毕、术毕30分钟、72小时总有效率分别为85.9%、91%、94.9%；远期疗效总有效率为89.7%。

2. "颞三针"捣法针刺治疗偏头痛 "颞三针"是广州中医药大学靳瑞教授"靳三针疗法"的组成之一。主穴取"颞三针"（耳尖直上入发际2寸处为颞Ⅰ针；在颞Ⅰ针同一水平线向前、后各旁开1寸分别为颞Ⅱ针、颞Ⅲ针）。痰浊上扰加丰隆、足三里；气滞血瘀加合谷、太冲、膈俞；肝阳上亢加太冲、太溪。"颞三针"进针1.5寸左右，针达骨面，得气后行捣法，每穴均行多向、散在捣法10～15下，使局部产生麻、胀、酸感或放射至整个头部为度，每10分钟行针1次，留针40分钟。配穴按常规操作。

3. 偏头痛发作期针刺镇痛

（1）体穴取穴：少阳经为主进行循经局部取穴（一侧头痛取患侧，两侧头痛取双侧）：丝竹空、率谷、太阳、风池；远端取穴（双侧取穴）：合谷、列缺、太冲、足临泣；内科辨证取穴（双侧取穴）：属痰瘀者加中脘、丰隆、阴陵泉、血海、膈俞；肝阳上亢加肝俞、阳陵泉、丘墟、太溪。

（2）耳穴疗法：穴位选用神门、交感、皮质下、脑点、敏感点（在颞、枕、额部探测敏感点，如无敏感点则不选）。针刺进针约13mm，深度以穿入软骨但不透过对侧皮肤为度，中等量刺激。

（3）放血疗法：选用太阳紫脉或太阳、阿是穴（患处压痛点、敏感点、结节或显露的浅静脉）。用中号三棱针刺破皮肤后挤出1～2ml血。

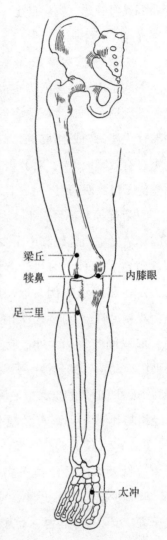

梁丘
犊鼻
内膝眼
足三里
太冲

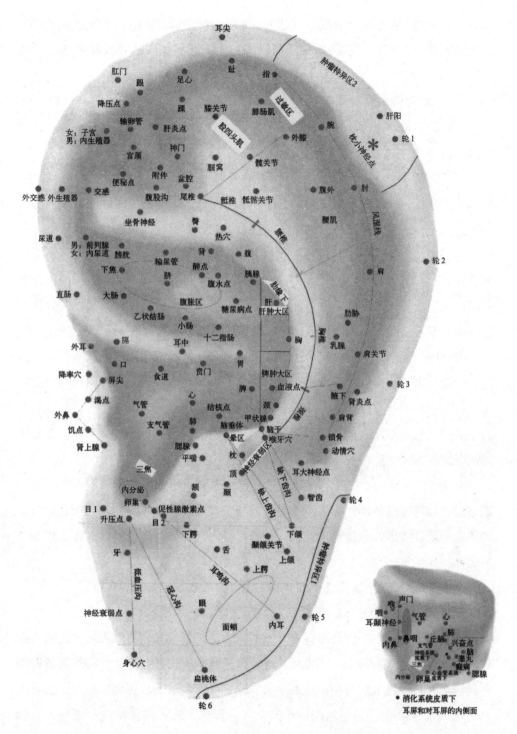

（4）少阳经局部加远端取穴进行毫针刺的疗效最稳定，可作为基础镇痛方案；耳穴电针有助于提高即刻镇痛效果；太阳紫脉加阿是穴放血可巩固镇痛效果。

（5）取双侧的角孙、风池、外关、阳陵泉、丘墟。平补平泻，留针30分钟，期间每隔10分钟行针1次。

4. 透刺为主治疗偏头痛

丝竹空透率谷见于《玉龙歌》："偏正头风痛难医，丝竹金针亦可施，沿皮向后透率谷，一针两穴世间稀。"偏头痛用同侧，如痛甚可先针同侧手三里周围压痛点，再透刺上述穴位，如后头痛甚者可先针双昆仑穴，再透刺双侧上述穴位；前头痛甚者可先针中院穴再用双侧上述穴位，巅顶痛者，此法少用。在操作时，要有局部沉重、发木的针感为佳，不得者，可提针再刺，如刺过深则遇骨而刺不前，刺浅则局部疼痛，并针涩难进。得气后不提插，不捻转，留针30分钟。起针时以掌心按颜部，缓缓捻退出针，并按压针孔，以防乌眼。

另外的透刺治疗有：主穴取患侧丘墟透照海，角孙透太阳；配穴取百会、阿是穴，双侧风池、合谷。丘墟透照海，先直刺入丘墟，待得气后，向照海缓慢刺入，待两穴同时得气后，行平补平泻手法；角孙透太阳，右手持针，将针刺入角孙穴处，然后沿皮向前透刺太阳穴，用捻转手法。患者得气后有明显的酸胀感并沿着针尖方向向前传导，留针30分钟。

5. 蜂针疗法 取太阳、风池、外关或足临泣，用意大利蜜蜂于头面部采用散刺法，即将蜜蜂的尾针拔出，在一个或几个穴位反复轻刺，体穴可用直刺法，即将蜜蜂尾针拔出，直接刺入此穴，待蜂毒排入穴位后，取出尾针，每次用3～5只蜜蜂，10次为1个疗程。

6. 针下治上治疗偏头痛 取穴：①涌泉穴（双）。②行间穴（双）。

涌泉穴定位：足底下，足趾跖屈时呈凹陷处，足掌前1/3处，第2~3跖骨之间。因涌泉穴是足少阴肾经之井穴，五行属木，针刺涌泉穴有滋阴降火之功。操作方法：穴位常规消毒后，直刺0.5～1寸，进针后均匀提插捻转，得气后留针30分钟。患者行针得气后有胀麻或触电感伴向四肢末端放射。行间穴位于：足背第1、2趾间的缝纹端，是足厥阴肝经的荥穴。操作方法：穴位常规消毒后，直刺0.5～1寸，患者有麻胀感或触电感为佳，手法采用泻法（进针快，多捻转，出针慢），得气后留针30分钟。

[临床治疗心得] 针刺治疗偏头痛具有肯定的疗效，世界卫生组织（WHO）已将偏头痛列入针灸治疗疾病的推荐病谱，成为针灸治疗的优势病种之一。针刺足少阳胆经腧穴，疏通局部经络气血，条达阴阳，通则不痛。古今医家均以循足少阳胆经取穴作为针灸治疗偏头痛的主要取穴方法。临床实践中，针灸医生往往在处方主穴上配1~2组电针，以增强疏通经络止痛的作用。

针刺少阳经上的特定穴，很多时候可以起到单穴起效的作用，以下是多年临床经验治疗偏头痛的几个效穴。

1.丘墟　《灵枢·九针十二原》："五藏有疾也，当取之十二原，十二原者，五藏之所以禀三百六十五节气味也。"丘墟为足少阳胆经原穴，有调整脏腑经络虚实各证的功能，针刺丘墟能使胆经原气通达，从而发挥其维护正气、抗御病邪的作用。贾春生等研究电针不同单穴对偏头痛的治疗效果，试验组138例，取双侧丘墟穴；对照组137例，取双侧天枢穴；

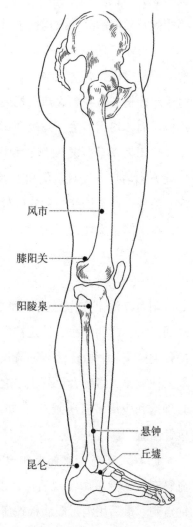

风市
膝阳关
阳陵泉
悬钟
丘墟
昆仑

针刺得气后接电针仪，留针30 分钟；结果显示，试验组即时有效率为70.3%，对照组为58.4%，治疗组疗效明显优于对照组。

2.风池　风池为足少阳经、阳维脉交会穴，而阳跷脉始于申脉，终于风池。阳跷、阳维属于奇经八脉，奇经八脉具有调节十二正经气血盛衰的功能。偏头痛的发作、缓解与睡眠关系密切，针刺风池不仅可疏经通络、祛风解表、潜阳息风、清利头窍，还可调奇经而理头部经络之气血、阴阳之盛衰，对于偏头痛伴阴阳失衡的失眠等证尤为有效，如肝阳上亢证、风火上扰证。彭根兴采用风池穴穴位注射治疗偏头痛53例，注射醋酸泼尼松龙和利多卡因混合液；对照组47例，口服双氯芬酸钠缓释片和脑力隆，治疗7天后观察疗效；结果显示，治疗组即时镇痛疗效及周期镇痛疗效均优于对照组。

3.悬钟　悬钟属足少阳胆经，又为八会穴之髓会，脑为髓海。偏头痛经年不愈，反复发作，久病入络于脑。针刺悬钟能补精髓、泻胆火、疏通经络而止痛，适于治疗精虚血少、火热上扰之偏头痛。姜斌针刺悬钟、风池为主，配阿是穴治疗偏头痛，均用泻法。98例全部有效，临床治愈90例，占91.8%。

鉴于偏头痛反复发作、顽固难愈，且存在一定的治疗耐受性，所以针灸穴位处方和治疗方法宜从简单开始，急性期达到止痛，缓解期辨证，不要过度治疗。另外，针灸治疗中的穴位处方，也可以采取推拿、刮痧、药物贴敷等刺激手段，按个体特殊性选用。

（六）刺血

刺血疗法是在中医基本理论指导下，通过放血祛除邪气而达到调整阴阳、疏通经络、调和气血、扶正祛邪目的的一种有效治疗方法，适用于"病在血络"的各类疾病。刺血疗法源远流长，在《内经》已经有较深刻认识。《灵枢·官针篇》记载："络刺者，刺小络之血脉也，以逐邪气而来血气。"随后各个朝代对其理论和应用多有所阐发，如《奇效良方》"用太阳穴治眼红及头痛，宜用三棱针出血"。

1. 取穴百会，患侧太阳穴和阳陵泉、风池　操作方法按揉刺血部位使局部血管充盈，然后做常规消毒，以左手拇、示指固定穴位周围皮肤，右手持三棱针点刺。最后用消毒脱脂棉按压。放血量每穴8~10滴。

2. 用循经取双侧耳尖、少商、印堂　常规消毒，三棱针点刺放血，可用手指挤压刺点周围，放血约10滴。

3. 循经点刺压痛点　外感后偏头痛粗毫针点刺阿是穴、太阳和少阳经上的压痛点出血。肝胆郁热型粗毫针点刺阿是穴和少阳经上的压痛点出血。虚弱型粗毫针点刺阿是穴出血，补法针刺中脘、足三里。

4. 太阳、尺泽三棱针点刺出血　10日治疗1次，3次1个疗程。

5. 挑络放血疗法　取颞浅动、静脉顶支和额支，在血管分叉处选定挑络点，每个点距离约为一横指，每次取3~5个挑络点，据报道痊愈率达到50%。

6.针灸取穴 风池、百会、神庭、印堂、太阳、率谷（左）、外关、合谷。操作方法：病人取仰卧位，常规消毒后，用1寸毫针进行针刺。针用平补平泻留针30分钟。出针后，于太阳和率谷穴处挤出鲜血数滴。

[临床治疗心得]刺血疗法通经行气，从而达到止痛的目的，能达到很好的即刻及短期疗效。精气血为人身三宝，放血量以滴计量。由于三棱针刺激较强，且具有一定的创口，必须严格消毒，掌握适应证，对体弱者慎用。注意事项如下。

1.虚证，尤其是血虚或阴液亏损患者，禁用刺血。《灵枢·血络论》指出："脉气盛而血虚者，刺之则脱气，脱气则仆。"因此，血虚（包括较重的贫血、低血压反常有自发性出血或损伤后出血不止的患者）应禁用刺血，以免犯虚虚之戒。血与汗同源，为津液所化生，故对阴液素亏或汗下太过者，亦禁用放血。若确须施用此法，应视病邪与正气盛衰而定，不宜多出血。

2.孕妇及有习惯性流产史者，禁用刺血。

3.病人暂时性劳累、饥饱、情绪失常、气血不足等情况时，应避免刺血。

第六节 偏头痛的西医用药

1.急性发作的治疗药物

（1）麦角胺类：麦角碱是第一个用于偏头痛特效治疗的药物。麦角胺类有复杂的药理学过程，能结合并激活去甲肾上腺素、多巴胺受体以及5-HT1A、5-HT1B、5-HT1D、5-HT1F等受体亚型，亲和力强。其主要优点是费用低，包括麦角胺咖啡因、酒石酸麦角胺、酒石酸二氢麦角胺。麦角胺咖啡因的用法是：偏头痛开始发作时服用2片，如30分钟内仍不缓解，可再加服1~2片，但24小时内不得超过5片，1周内不得大于10片。酒石酸二氢麦角胺的效果超过酒石酸麦角胺，起效迅速，在中重度发作中效果较好，可静脉注射、肌内注射及鼻腔吸入。研究发现，麦角胺直肠给药的头痛缓解率为73%，大于舒马曲坦的头痛缓解率（63%）。麦角胺口服吸收不稳定，且有持续收缩血管的作用，过量易致头痛反弹。双氢麦角胺联合灭吐灵广泛用于难治性、慢性的偏头痛治疗。

（2）非甾体类抗炎药及止痛药：该类药物终止急性偏头痛有一定的疗效，但不能过度使用，选择其中之一，一般1周最多2～3天。萘普生每日500～1100mg，布洛芬每日200～1200mg。布洛芬已被批准作为治疗偏头痛的非处方药。双氯芬酸每日50～100mg、氟比洛芬每日100～300mg、吡罗昔康每日40mg、托芬那酸每日200～400mg。散利痛每次450～900mg，24小时可服3次；芬必得成人每次200mg，每日1～3次，最多不超过每日800mg。目前选择性环氧合酶-2抑制药罗非昔布，经多中心试验，认为比非甾体类抗炎药具更少的不良反应及更长的半衰期，能明显缓解头痛及伴随症状，主要的不良反应为口干、头晕、衰弱、恶心、消化不良、感觉异常，都比较轻，易耐受。复合止痛药对那些不能经常卧床休息的偏头痛患者尤为适用，阿司匹林、对乙酰氨基酚、咖啡因的复合制剂已作为终止偏头痛的非处方药。

（3）选择性5-HT受体激动药：已开发出5-HT受体激动药——曲坦类药物，能选择性地刺激5-HT和5-HT受体，5-HT受体兴奋可引起血管收缩。激动5-HT受体能抑制三叉神经传入末梢释放多肽类致痛物质。实验证明，5-HT和5-HT受体同时兴奋，能降低三叉神经尾端核的兴奋性，减少头痛刺激的传入。国外上市的曲坦类有7种：①夫罗曲坦，推荐单剂量2.5mg，给药2小时后头痛复发者可再次服用，24小时内最大剂量7.5mg；②那拉曲坦，头痛发作时成人可口服1～2.5mg，如4小时后头痛没有缓解，可再服1～2.5mg，24小时最大剂量不得＞5mg；③利扎曲坦，头痛发作时服5～10mg，2小时后如头痛持续，可再服5～10mg，24小时最大剂量不能超过30mg；④舒马曲坦，有3种剂型、片剂、鼻喷剂、注射剂。片剂为口内速释片，在胃内、口内快速崩解，起效快，使用方便，头痛发作时成人应尽早口服25mg，最大剂量不宜超过100mg，2小时后如头痛持续，可再服100mg，1天最大剂量不能超过300mg；皮下注射，如患者恶心、呕吐严重，可给舒马曲坦6mg，必要时1小时后可再给6mg，1天内最大剂量不能超过12mg。鼻腔喷雾，1次可用5～20mg，如头痛持续，2小时后可重复使用，最大剂量应＜40mg/天；⑤佐米曲坦：头痛发作时成人口服2.5mg，如2小时后头痛没有缓解，可再服2.5mg，24小时最大剂量不能超过10mg；⑥依立曲坦，发作后应尽早给予，推荐初始剂量40mg，如果在24小时内头痛复发，可重复给药1次，但两种剂量之间至少间隔2小时，最大日剂量80mg；⑦阿莫曲坦，虽然曲坦类药物的作用很确切，但因它能引起血管的收缩而产生一些不良反应，如头晕、疲劳、恶心、手脚麻木、发抖、严重者可见心绞痛、心率失常、心肌梗死等。故冠心病、脑血管病、高血压等患者慎用。

（4）CGRP拮抗药：CGRP（calcitonin cene-rtelated pepceptor）是一种存在于人类三叉神经感觉神经元的神经多肽，一种有效的脑血管及硬脑膜血管扩张药。刺激人类或小鼠的三叉神经核或电刺激矢状窦，可引起CGRP释放到头盖循环。在自发的偏头痛中，颈静脉的CGRP浓度增高，同时静脉注射CGRP也可引起类似于偏头痛的发作，CGRP可能在偏头痛的促发和终止中均起作用。其最多见的不良反应是感觉异常，但非常轻度，其他的不良反应包括恶心、头痛、口干、视物模糊等。

（5）辣椒素异构体：辣椒素异构体是神经元钙通道阻断药，能抑制兴奋性神经递质的释放，如CGRP、P物质等，以及能耗竭三叉神经丛的神经递质。辣椒素异构体终止疼痛的机制可能是通过诱导相对的可利用的神经态的耗竭，特别是CGRP（从三叉神经元释放），随后阻止硬脑膜血管的舒张、减少血浆的渗出及5-HT、组胺的释放，改善神经原性炎症，从而阻止头痛的发生。辣椒素异构体可导致鼻黏膜烧灼感、流泪、鼻衄，不良反应的发生率较高。

2. 预防性治疗药物

（1）β受体阻断药：美国卫生政策与研究机构的技术报告，分析了74个关于β受体阻断药预防偏头痛的试验，结果表明，普萘洛尔每日120～200mg对预防偏头痛有显效（没有证据表明其剂量和疗效有绝对的联系），有效治疗量为每日40～400mg，一般从每日40mg开始，渐增至能耐受，其半衰期为4～6小时，每日给药可3～4次。纳多洛尔半衰期较长，脂溶性比普萘洛尔差，故中枢神经系统的不良反应相对少，剂量范围是每日20～120mg。美托洛尔是选择性的β受体阻断药，推荐剂量每日100～200mg。β受体阻断药预防偏头痛的机制可能作用于大脑皮质，通过改变神经的兴奋性和（或）神经传递介质的活性来缓解偏头痛，其中普萘洛尔可选择性增加5-HT受体激动药的血药浓度。常见的不良反应有嗜睡、疲乏、无力、睡眠障碍、记忆障碍等。这些症状易耐受。少见的不良反应包括直立性低血压、心动过缓、阳痿等。已有报告普萘洛尔对胎儿有影响，充血性心力衰竭、哮喘、胰岛素依赖的糖尿病患者，禁用非选择性的β受体阻断药，抑郁症患者、运动员一般不选该类药物，而合并有高血压、comorbid咽痛的患者尤其适用。

（2）抗抑郁药：在抗抑郁药中阿米替林是认可度较高的对偏头痛有预防作用的药物，开始剂量是10～25mg，晚间服用，如伴随有抑郁的患者则需要更大的剂量，其剂量范围是每日10～40mg。但许多头痛专家喜欢用去甲替林，因为其不良反应相对少，起始量10～25mg，每晚服用。如失眠加重，可提前或分次给药。三环类抗抑郁药尤适用于伴有睡眠障碍和抑郁的偏头痛患者。氟西汀的用法是：起始量10mg，每晚服用，范围是每日10～80mg。

（3）抗癫痫药：主要有丙戊酸钠、卡马西平、加巴喷丁、托吡酯、左乙拉西坦等。双丙戊酸钠预防偏头痛，一般每日500～1000mg。不良反应短暂，程度轻，主要有恶心、呕吐、头晕、嗜睡、衰弱、腹泻、震颤、体重增加等。常用药物托吡酯的推荐剂量为每日100mg，分2次服用，用药时应循序渐进地将剂量递增至推荐剂量，该药最常见的不良反应是四肢麻木刺痛感、疲乏、食欲缺乏、恶心、味觉改变、腹泻、体重减轻及认知不良。

（4）钙离子阻断药：维拉帕米120～720mg，每日3次，口服；尼莫地平40m，每日3次，口服；氨氯地平2.5～10mg，每日1次，口服；氟桂利嗪5～10mg，每日3次，口服。其中维拉帕米在美国广泛使用，与β受体阻断药相比能缓解先兆症状，适用于伴高血压或哮喘的患者，其最多见的不良反应是便秘。

（5）肉毒菌素A：是一种神经毒素，在神经肌肉接头抑制乙酰胆碱的释放，是一种胞吐抑制药。它通过肌肉松弛作用缓解疼痛，主要是影响三叉神经末梢的P物质。通过一些未知的机制作用于感觉系统。可能有防止感受伤害的作用。用法为少量局部肌内注射。

美国头痛协会指南把预防偏头痛的药物根据临床疗效、重大的不良事件、安全性以及专家的临床经验分为5个级别，其中第一级别的药物包括双丙戊酸钠（每日500～1000mg）、丙戊酸钠（每日800～1500mg）、阿米替林（每日30～150mg）、普萘洛尔（每日80～240mg）、噻吗洛尔（每日20～30mg）。预防性治疗药物的选择根据疗效、安全性以及伴发的疾病，一般应从低剂量开始，逐渐增至获得较好的临床疗效，当偏头痛得到很好控制时就可撤药。

[临床治疗心得]偏头痛发作影响到正常生活，这是患者首次就医的基本情况。其发病率较高，发作时头痛剧烈，且反复发作、迁延难愈，对患者的生活、工作、身体及心理健康造成了严重的不良影响，引发重性抑郁症、恐怖障碍等。所以偏头痛发作需要积极治疗，药物运用可及时止痛，但药物滥用及依赖等不良反应却越来越凸显。缓解期积极避免诱因，治疗相关疾病，从而预防偏头痛发作已受到医务工作者的广泛重视。因此，如果读者选择西药治疗，请务必在医师指导下进行，利弊衡量，更有利于读者的健康。

第七节　偏头痛的生活起居

"上古之人，其知道者，法于阴阳，和于术数，食饮有节，起居有常，不妄劳作，故能形与神俱，而尽终其天年，度百岁乃去……虚邪贼风，避之有时，恬惔虚无，真气从之，精神内守，病安从来。"这是《素问·上古天真论》中有关养生的经典论述。养生之道，在神，在形，在生生之和，顺自然，畅情志，调饮食，慎起居，避邪气，言精神则心性务求超脱，言物质则衣食期于调适，言起居则动静常有节度，"更能明于事理，善知机趣，必能明哲保身，臻于上寿也"。头痛的起居饮食也概况其中。

《素问·上古天真论》记载："和于阴阳，调于四时……此盖益其寿命而强者也"，"法则天地……分别四时……也可使益寿而有极时。"起居调摄，应重四时合序。天有四时气候的不同变化，地上万物有生、长、收、藏之规律，人体亦不例外。四时有序乃保持康健、预防疾病之要诀。《素问·四气调神大论》对四季的起卧作了详细的论述："春三月……夜卧早起，广步于庭，被发缓行，以使志生……夏三月……夜卧早起，无厌于日，使志无怒……秋三月……早卧早起，与鸡俱兴，使志安宁……冬三月……早卧晚起，必待日光……去寒就温，无泄皮肤。"上述说明，人之起居，应"与天地相应"，如能顺四时之序则诸病不起，逆四时之序则百病丛生。不但四时应合序，昼夜也应有律。昼为阳，夜为阴，阴阳消长，周而复始，顺应自然，其体乃健，头痛之疾可缓可愈。

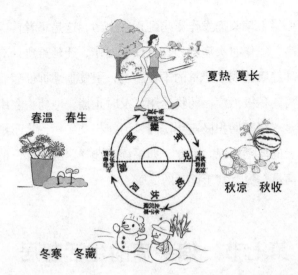

夏热 夏长

春温 春生

秋凉 秋收

冬寒 冬藏

1.睡觉　要保证睡眠的时间和规律性。许多人用睡觉消除头痛。但应避免睡得过多，以免睡醒后，反而出现头痛。人的睡眠不足或睡眠不规律都容易引发偏头痛，个别人睡眠的时间过长也可引起偏头痛。

2.勿打盹　小睡片刻或许可以消除头痛，但若没有头痛时，最好不要小睡。戴蒙医师曾说："小睡可能引起偏头痛。"他认为睡眠姿势怪异、甚至趴着睡（腹朝下），皆会收缩颈部肌肉，进而引发头痛，而平躺的睡姿有益。同样的，当站立或静坐时，身体勿向前倾斜，也勿使头扭向某个方向。

3.保护眼睛　刺眼的光线，例如阳光、镁光灯、电视银幕等，会使人眯眼，产生眼睛疲劳，最后引发头痛。所以外出时，记得戴太阳眼镜。长期在电脑前工作的人，注意眼睛的休息放松。而且强烈的阳光和一些物体的反射光会刺激人的神经系统，使偏头痛的发作概率上升。因此，偏头痛患者在白天出门时，特别是夏日太阳高照时，最好戴上太阳眼镜，以避免眼睛受到强光的刺激。

4.避免吵杂　嘈杂的环境还能增加偏头痛的患病率、发作频率和强度。过多噪声是引发紧张性头痛和偏头痛的常见原因。

5.勿用力过猛　有一种情形也许是你不曾想到的，信不信由你，当你没有头痛，且气氛颇佳时，性交可能会引发头痛，这是属于用力型的头痛。有偏头痛的人比紧张性头痛的患者，更容易发生这种情形。

6.戴头带　在头上绑一绷带，可减少流向头皮的血液，因而减轻偏头痛。

7.要谨慎使用避孕药　调查发现，有些女性在服用避孕药后会出现偏头痛的症状，个别女性甚至会因此而患上中风。专家认为，这是避孕药改变女性体内激素水平造成的结果。因此，有家族偏头痛病史的女性一定要谨慎服用避孕药。

8. 在月经期间要多喝水　月经期前后是女性偏头痛的高发时间，因此，女性偏头痛患者在月经期间应比平时喝更多的水，以清除血管内的垃圾和毒素，从而有效地降低偏头痛的发作概率。

第八节　偏头痛的饮食调养

《素问·藏气法时论篇》曰："五谷为养，五果为助，五畜为益，五菜为充，气味合而服之，以补精益气。"这里的"五"涵盖了自然界赐予人类的一切谷物、果品、牲畜、蔬菜，食之能够强身健体。"合而服之"是指谨食五味，不可偏嗜，以杂合类食物之营养维护健康，这就是中

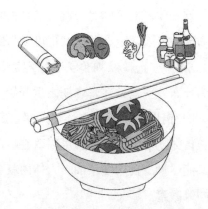

医食疗"杂合以养"的理论，可以调养精气，纠正脏腑阴阳之偏，防治疾病，延年益寿，即现代所言之营养均衡。头痛饮食亦是健康饮食的一部分。

1. 准时用餐　省略或延迟用餐皆可能引起头痛。错过一餐，会引起肌肉紧绷，而当血糖因缺乏食物而降低时，脑部的血管会收缩，当你再度进食时，会使这些血管扩张进而引发头痛。

2. 少量多餐　少量多餐可以稳定血糖浓度，以免引发偏头痛。饮食中应包含杏仁果、杏仁奶、水田芥、香芹、茴香、蒜头、樱桃、凤梨等。

3. 多吃含淀粉质的食物　多吃含淀粉质的食物，像米饭、马铃薯、饼干或面包。虽然小麦食品是造成某些人偏头痛的问题食物，但如果你可以忍受这类食物，它们可能反而有帮助。有些人发现当他们有偏头痛的时候，多吃吐司、饼干、面食、马铃薯或其他富含淀粉的食物，反而会减轻头痛或恶心的症状，甚至缩短头痛的时间。多多尝试各式各样的淀粉食品，经验会告诉你这些食物是否有效。

4.补充营养素　镁，饮食中有大量的镁，偏头痛出现的概率会降低。情绪上的压力会造成偏头痛的原因之一，可能就是它会耗尽人体内的镁。每天除了从食物中摄取的镁之外，再加200mg的镁补充剂，能帮助预防偏头痛。镁对妇女经前头痛特别有效，通常配合50~100mg的维生素B_6一起服用。含有丰富镁元素的食物包括全麦类（含天然完整纤维的谷类）、稻米、大麦和燕麦；非柑橘类水果干，如无花果；绿色蔬菜，特别是青花菜、菠菜。这些都是不会引起疼痛的安全食物。

钙和维生素D：钙和维生素D也能用来预防偏头痛。最好的钙质来源还是绿色叶菜类和豆荚类。人体吸收食物中钙质的能力与维生素D有关，而维生素D是皮肤在阳光下曝晒时自然形成。只要每天照射10分钟的阳光，所产生的维生素D已经足够身体所需。同时应避开动物性蛋白、咖啡、烟草和多余的钠和糖，以防止钙质流失。经常定期的运动也可以帮助人们保住骨骼内的钙质。

5.饮食可克服经期偏头痛　雌激素的高低变化可能使你容易感到头痛。这就是为什么偏头痛常在青春期之后开始，在停经后消失；发生在女人身上的概率是男人的3倍以上，而且在怀孕期间会突然消失，因为那个时期雌激素的影响力刚好被黄体酮所取代。食物可以改善雌激素不稳定的现象。如果能避开动物性脂肪，又能尽量少食用蔬菜油，人体内就会减少雌激素。高铁食物能帮助消除体内过多的雌激素。

6.常见引起偏头痛的食物

（1）依重要性排列：乳制品（包括脱脂或全脂牛奶、羊奶、乳酪、优酪乳等）、巧克力、鸡蛋、柑橘类水果、肉类（包括牛肉、猪肉、鸡肉、火鸡肉、鱼肉等）、肉类腌制品、小麦（精制的面包、面食）、核果类和花生、番茄、洋葱、玉米、苹果、香蕉。

（2）动物内脏，尤其是动物肝脏富含维生素A，是人体必需的营养成分，可以保护视力、增强抵抗力。不过，任何食物的摄入都应该适可而止，研究证明，过量摄入维生素A可能引起偏头痛发作，其过程类似于酪氨酸在体内的作用。

（3）冰淇淋：某些患者有血管调节功能障碍，对冷刺激反应过度，导致血管痉挛。一项研究表明，约90%的偏头痛患者在食用冰淇淋或迅速饮用冰镇饮料后，会引起短暂性头痛。更为敏感的患者，如果将压碎的冰块直接置于上腭或后咽，都能诱发特定部位的疼痛。

（4）少吃盐：有些人摄取过量的盐会引发偏头痛。

附注：2周饮食调整实验

治疗偏头痛的第一个步骤，就是检验头痛是否是因某种常见的问题食物引起的。检验的办法就是避免吃这些东西，同时在你的日常饮食中大量增加安全食物，看看偏头痛还会不会发作。如果还是会发作，请记录发作的频率。

以下是饮食调整的方法，建议时间控制在两周之内：

1. 大量食用安全食物名单上的食物。

2. 完全避开常见的问题食物。

3. 不在这两种食物名单上的食物，可放心食用。

如果改变饮食之后偏头痛就消失或发作次数减少，下一步就是确认到底哪些食物是问题食物。方法是将前次删除的食物，每隔2天选一样加回饮食当中，看看是否有症状出现。从问题食物名单的最后一项开始（香蕉），然后一直往前到最麻烦的食物，其中个人本来就不喜欢的食物，当然可以跳过不吃。如果行有余力，还可以检验常见问题食物中的饮料和添加物是否也是问题食物。

同时，头痛患者可以大量食用每一种新加回的食物，这样就会知道这种食物是否会造成头痛。如果不会造成，这种食物就能保留在饮食中，而任何会造成头痛的食物都应从饮食中删除。1～2周再试一次可疑的食物，以便再次确认。

第九节　偏头痛的活动、运动

1. 日常运动　如果头痛的情形不太严重，则运动有益于改善情况。梭巴克博士认为"假使你有轻微的紧绷性头痛，运动可以帮助你消除"，但若头痛剧烈，切勿运动；以免情况更糟，尤其是偏头痛患者。

2. 偏头痛运动疗法

（1）头部向四周旋摇，同时缩颈耸肩，左右交替共做10次。然后头部不动，臀部坐在凳子沿上，上身带胯向四周旋摇，左右交替共10次。前俯时吸气，后仰时呼气。

（2）取站立位，两脚与肩同宽，上肢伸直，以肩关节为轴心做最大幅度旋转，上举时扩胸吸气，下落时缩胸呼气，共做10次。或两上肢屈时，五指并拢点按云门穴（胸前壁外上方，距前正中线旁开6寸，当锁骨外端下缘凹陷中），也以肩关节为轴心大幅度旋转，共10次。

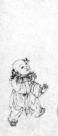

（3）取站立位，两脚分开比肩稍宽，屈膝做半蹲势，双手分开垂于体前。先向左后方慢慢转体，同时吸气，重心移至左脚，右脚虚点地，双手向左后上方尽量上举，双目注视双手中空隙片刻，然后双手慢慢下落，身体恢复到原来姿势，同时呼气。再换右方向做1次，左右各做10次。

（4）拇指在前，四指在后，叉腰站立，两脚分开比肩稍宽，臀胯部在空中划水平圆圈，整个人形似陀螺，左右方向各旋转10次，向前时呼气，向后时吸气。

（5）取站立位，两脚分开比肩宽，双手掌心向上放在腋下，吸气后双手慢慢向前平伸，同时慢慢吐气并做骑马势下蹲。吐气完后慢慢起立，再吸气，双手向两侧分开如划水状，并回到腋下，呼气。重复以上动作共做10次。

（6）取站立位，双足分开为肩宽1.5倍，先把重心移至左脚，并向左后方转体，右上肢向左后上方尽量伸展呈抓物状，并抬头向上看，同时吸气。然后右手下落翻掌向上如持物状，慢慢向右转体，同时呼气。左右交替共做10次。

第 3 章

紧张性头痛

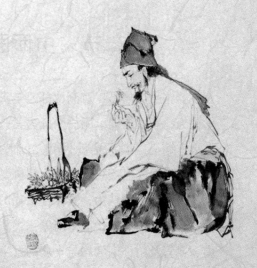

第一节　紧张性头痛的诊断标准

紧张性头痛诊断标准	
A. 发作频率	①每月不满1日（每年不满12日），共发作10次以上——少发反复性紧张性头痛 ②每月超过1日，不足15日（每年超过12日，但不满180日），共发作10次以上——频发反复性紧张性头痛 ③每月超过15日（每年超过180日）——慢性紧张性头痛
B. 头痛持续30分钟至七日	
C. 至少具有下列特征中2项	①两侧性 ②性质为压迫感或紧缩感（非搏动性） ③强度为轻度-中度 ④不因步行、上下楼梯等日常活动而加重
D. 满足以下2项	①无恶心或呕吐，有时可有食欲缺乏（慢性紧张性 头痛可有轻度恶心） ②至多有羞明、畏声（光、声音过敏）中的1项
E. 除外其他原因的头痛	

第二节　中西医学认识紧张性头痛

　　紧张性头痛是以双侧枕部或全头部紧缩性或压迫性为主要表现的头痛。中医学认为，素体虚弱、阴血亏虚为紧张性头痛的发病根本；气血失调、筋脉失养为其根本病机；柔筋缓急、调整气血为治疗大法。亦有认为紧张性头痛以肝脏为病位中心，以气血痰热风寒虚为病机要点。

　　现代医学则认为，紧张性头痛的病因并不明确，可能与焦虑、情绪障碍、应激等因素有关。现代医学对紧张性头痛的发病机制有相关研究，多项结果显示肌肉、血管及精神因素均与本病的发生有关。

　　1. 颅周肌肉疾病和中枢敏化及调节功能障碍　Sakai采用一种新型非侵入法来测量颅周肌肉的紧张度的研究，发现肌肉紧张度与年龄、血压和肩部僵硬的主观感觉无关，非侵入法测量的肌肉紧张与检查者触诊所得肌肉硬度分值相关。近年来，多数作者的研究发现慢性紧张型头痛患者的痛阈降低，提示其中枢痛觉机制可能受到了损害。对于紧张性头痛患者颅周和头痛之间的关系，Jensen曾通过触痛定量、压痛阈值、热痛阈值和颞肌及斜方肌肌电活动进行观察。结果发现在紧张性头痛伴有颅周肌肉疾病者，其触痛显著，对机械性刺激的疼痛呈过敏反应，即触痛越显著，其对机械性刺激反应也越敏感，并且肌电活动也显著增加，但对热痛刺激阈值并无异常。Marina认为肌肉压痛是引起头痛发作的原因而非结果，它是由皮层水平的一种疼痛感知过度调节导致的。

2. 神经介质代谢紊乱　兴奋性氨基酸、P物质、细胞内钙离子和蛋白激酶（PKs）都可能参与了疼痛的发生。紧张性头痛患者血小板中5-羟色胺（5-HT）含量降低，可能与这些患者经常使用镇痛药有关，因为镇痛药可降低血小板内的5-HT含量，另一方面说明中枢神经系统中5-HT参与的痛觉调节系统可能存在异常；紧张性头痛患者头痛发作期唾液中P物质含量显著升高。紧张性头痛患者血小板一氧化氮合酶活性的增加，反映了脊髓或三叉神经参与对肌筋膜伤害性刺激调节，从而导致中枢致敏的一氧化氮合酶活性上

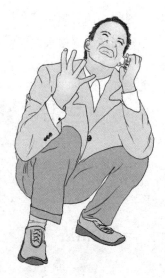

调，血小板一氧化氮合酶活性增加似乎与5-HT水平低下有关，尤其有止痛药滥用患者更明显，这又可能导致紧张性头痛患者中枢致敏。

3. 中枢调节机制异常　有研究认为中枢性机制是引起慢性紧张性头痛的主要因素。近年来神经电生理研究技术应用为紧张性头痛的病理生理机制提供了新的依据，特别是外感受抑制试验模式（exteroceptive suppression patterns，ESP）被广泛地认为是研究紧张性头痛疼痛机制客观的标准方案。紧张性头痛患者抑制性中间神经元的兴奋性降低或抑制过度，导致边缘系统发放的神经冲动传导不良或被阻断，继而引起ESP缩短或消失。研究显示，紧张性头痛是由于中枢性疼痛调节机制异常引起的。

4. 心理因素　紧张性头痛患者存在不同程度的焦虑和（或）抑郁等情感障

碍。Diamond指出焦虑、紧张、压力及心理性遗传因素可能会导致紧张性头痛。紧张性头痛发病与社会心理压力、焦虑、抑郁、精神因素、肌肉紧张、滥用止痛药等有关。而焦虑、抑郁状态加剧，产生病情恶化和慢性化的患者很多。抑郁导致紧张性头痛的神经生物学机制可能是由痛觉上行控制通路的中枢致敏所致，抑郁增加了紧张性头痛的发作。Cathcart等就诱发相关情绪和紧张性头痛之间的关系做了生物心理学的实验研究。他们采用激活-失活形容词检测量表将诱发的力量、厌倦、紧张和安静作记分定量分析，结果发现紧张性头痛患者的紧张水平高于对照组，即使在不头痛时也高。另外在非头痛期，其紧张水平则显著低于头痛期。因此，认为紧张和头痛之间是有关系的。

紧张性头痛多采取对症治疗，强调根据不同患者个体特点，予以综合治疗。

第三节　紧张性头痛的中医特色疗法

中医学绵延上下五千年，不仅仅是一种治病的方法，还是中国宝贵的文化之一。

一、内治法

（一）经典古方

1.《医法圆通》认为七情久病导致阳气亏虚，则阳气不能镇纳浊阴，阴气上腾，临床可见头痛如裂如劈，有如泰山压顶，绳索紧捆，伴有气喘、唇舌青黑、渴饮滚烫，此属阳气脱于上，属危险症候。治宜回阳救逆，方如大剂白通汤、四逆汤之类。从病因分析，紧张性头痛与此具有契合。

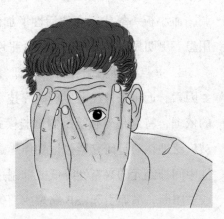

白通汤

［组成］附子（15g）、干姜（6g）、葱白（四根）。

［用法］上三味，以水三升，煮取一升，去滓，分温再服。

四逆汤

［组成］附子（一枚，生用，破八片）、干姜（一两半）、炙甘草（二两）、强人可大附子一枚，干姜三两。

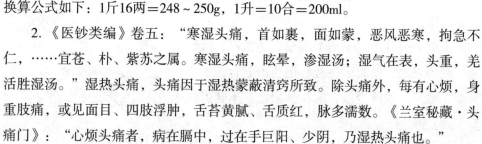

［用法］以水3升，煮取1升2合，去滓，分温再服。强人可大附子1枚，干姜3两。

［特别注意］汉代计量单位换算公式如下：1斤16两＝248～250g，1升＝10合＝200ml。

2.《医钞类编》卷五："寒湿头痛，首如裹，面如蒙，恶风恶寒，拘急不仁，……宜苍、朴、紫苏之属。寒湿头痛，眩晕，渗湿汤；湿气在表，头重，羌活胜湿汤。"湿热头痛，头痛因于湿热蒙蔽清窍所致。除头痛外，每有心烦，身重肢痛，或见面目、四肢浮肿，舌苔黄腻、舌质红，脉多濡数。《兰室秘藏·头痛门》："心烦头痛者，病在膈中，过在手巨阳、少阴，乃湿热头痛也。"

渗湿汤

［组成］厚朴（60g）、丁香（30g）、甘草（30g）、附子（30g）、砂仁（24g）、干姜（24g）、肉果（面裹煨透）（24g）、高良姜（24g）。

［用法］上药锉碎。每服15g，加生姜3片，大枣3枚，水150ml，煎至100ml，去滓空腹时服。

［功用］温胃除湿。

［主治］脾胃虚寒，四肢困倦，骨节酸痛，头晕鼻塞，恶风，多虚汗，痰饮不清，胸满气促，心腹胀闷，两胁刺痛，霍乱吐泻。

羌活胜湿汤

［组成］羌活一钱（6g）、独活一钱（6g）、藁本五分（3g）、防风五分（3g）、甘草炙五分（3g）、蔓荆子三分（2g）、川芎二分（1.5g）。

［用法］上㕮咀，都作一服；水二盏，煎至一盏，去滓，食后温服（现代用法：作汤剂，水煎服）。

[功用] 祛风，胜湿，止痛。

[主治] 风湿在表之痹证。肩背痛不可回顾，头痛身重，或腰脊疼痛，难以转侧，苔白，脉浮。

3.《外台秘要》关于风湿头痛的治疗 "伤湿则腹隐隐痛，头重不能举，羌活胜湿汤，外用瓜蒂散搐鼻。"宋·朱肱《类证活人书》有"病人头疼鼻塞而烦者，何证也?此属湿家，头中寒湿，故鼻塞而头疼也，内瓜蒂末鼻中则愈"描述了头痛伴鼻塞认为与湿邪有关。

瓜蒂散

[组 成] 瓜蒂一分（熬黄）（1g）、赤小豆一分（1g）。

[用 法] 上二味，分别捣筛，为散已，合治之。取一钱匕，以香豉一合，用热汤七合，煮作稀糜，去滓，取汁合散，温，顿服之。不吐者，少少加，得快吐，乃止。

[临床治疗心得] "头痛如裹"的中医病机是湿邪为患，与紧张性头痛的沉闷、紧箍感相合，治法则是除湿为主。湿为阴邪，白通汤、四逆汤温阳之品是治本治法，羌活盛湿汤则用于风湿为患（瓜蒂散引起呕吐现少用），都是短小精湛、流传至今治疗紧张性头痛的好方子。

（二）名家名方

1. 何光明治疗头痛验案 下法，又称攻下法，是通过通便、下积、泻实、逐水，以消除燥屎、积滞、实热、水饮等证的治法，它不但可应用于胃肠疾病，还可广泛地运用于外感热病和内伤杂病。治疗头痛时合用下法，获得佳效，兹举验案如下：

李某某，男，32岁。2003年11月1日初诊。头胀痛1月余，因精神刺激引发，痛以前额为主，持续不解，时轻时重，情绪不好时加重，伴失眠，心烦易怒，纳差，便秘，面红目赤。舌红、苔黄腻，脉弦滑。血压125/80mmHg，头颅CT平扫、脑电图、肝功能等未见异常。

诊断：神经性头痛。

辨证：痰热腑实，积热上攻。

治法：清热化痰，通腑泻下。

方药：黄连温胆汤加减。

处方：黄连12g，竹茹12g，陈皮12g，制半夏15g，茯苓15g，枳实15g，厚朴15g，大黄（后下）15g，芒硝（冲）15g。

每日1剂，水煎分2次服。

服药3小时后出现腹泻，稀便混杂坚硬干燥粪块，5小时后又解少量稀便，泻后即感头痛明显减轻。当晚入睡较快，次晨醒后觉头痛大减。原方去芒硝再服1剂后头痛基本消失，每晚可睡5～6小时。又去大黄继服5剂，症状消失，舌略红、苔薄白，脉仍弦但明显较前和缓。

2. 王新志教授治疗慢性头痛经验　王新志教授是河南中医学院第一附属医院主任医师，全国名老中医，首批全国优秀中医临床人才，享受政府特殊津贴，治疗慢性头痛重视从"瘀血"论治，提倡"久病不用活血化瘀，何除年深坚固之沉疾"。老年病以虚为本，多加用当归、熟地黄、枸杞子、白芍、菟丝子之类滋补药物；年轻人气血充盛，喜熬夜，多思虑，且多饮食不节，"气有余便是火"，故多加用黄芩、龙胆草、泽泻、知母、石膏之类消导药物。慢性头痛多加用蜈蚣、全蝎、僵蚕等虫类药物，不仅能搜风剔络，亦能解痉镇痛。

患者，女，38岁，2012年3月初诊。患者头涨痛5年，时作时止，以两侧为重，性情急躁，伴口苦咽干，失眠，纳差，小便黄，大便可，舌红苔黄，脉象浮取微浮，沉取弦细。头颅MRI检查示：颅内未见明显异常，请结合临床。

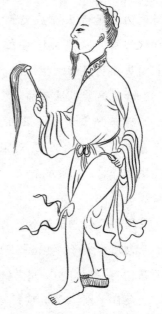

诊断：头痛。患者病程长，反复发作，发作时情绪不稳定，头痛，两侧为重，未诉头痛明显影响生活，该头痛为紧张性头痛。

辨证：肝阳上亢兼外感风邪。宜养阴平肝，佐以祛风通络。

方药：镇肝熄风汤加减。

处方：龟甲20g，生牡蛎20g，生龙骨20g，川牛膝20g，白芍15g，天冬15g，玄参10g，茵陈10g，防风12g，柴胡12g，僵蚕6g，全蝎3g，甘草10g。

水煎服，每日1剂，服用7日。二诊：头痛明显减轻，睡眠欠佳，舌淡红，苔微黄。脉弦。上方去玄参、柴胡，加酸枣仁30g，服7剂。诸症消失，偶有失眠，舌脉均转正常，随访半年无复发。

3. 路志正教授治疗头痛验案　路志正教授是中国中医科学院主任医师、北京中医药大学名誉教授，为全国老中医药专家学术经验继承工作指导老师、"首都国医名师"，国家级非物质文化遗产传统医药项目代表性传承人。路志正教授从事中医临床教学科研工作60余年来，路志正擅长中医内科、针灸，对妇科、儿科、外科等亦很有造诣。

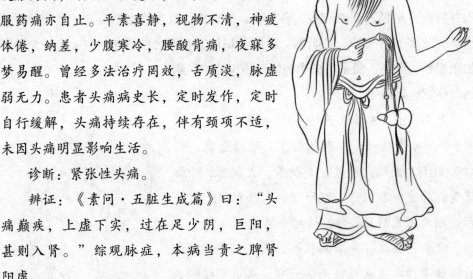

张某，男，43岁。1977年5月20日初诊。头痛历时十三载，1973年以来病情加重。每日晨起七时发作，自颈项上行过巅顶至前额发胀疼痛，颈项活动受限，至夜间九时虽不服药痛亦自止。平素喜静，视物不清，神疲体倦，纳差，少腹寒冷，腰酸背痛，夜寐多梦易醒。曾经多法治疗罔效，舌质淡，脉虚弱无力。患者头痛病史长，定时发作，定时自行缓解，头痛持续存在，伴有颈项不适，未因头痛明显影响生活。

诊断：紧张性头痛。

辨证：《素问·五脏生成篇》曰："头痛巅疾，上虚下实，过在足少阴，巨阳，甚则入肾。"综观脉症，本病当责之脾肾阳虚。

治法：温阳通络饮，图治其本。

方用：太子参15g，炙黄芪15g，熟地黄15g，炒白术12g，菟丝子12g，淮山药12g，当归12g，川芎9g，川附片（先煎）9g，细辛3g，蜈蚣3条。

每日1剂，水煎服。

5剂药后巅顶疼痛缓解，余症如故。上方加丹参15g，僵蚕9g，再进5剂。其后又经4次诊治，诸症减轻，疗效满意。宗上方略有加减，调治两月，头痛病疾得愈。

　　4. 张秋才教授治疗头痛验案　　张秋才，河北省人民医院中医科主任医师、教授、硕士生导师，河北省第二批老中医药专家学术经验继承工作指导老师。善治内科常见病及急重疑难症，对脑血管病及某些神经系统疾病有独特造诣。

　　韩某，男，71岁，退休干部。2010年6月30日初诊。头痛50年。头紧痛，反复发作，屡治不效。刻诊：以枕部和额部紧痛明显，项部恶寒，苔白，脉弦。

　　西医诊断：根据患者额部、枕部头痛明显，疼痛性质为紧痛，伴有项部不适，病程长，无明显影响生活等特点，考虑紧张性头痛。

　　中医诊断：头痛。

　　辨证：太阳、阳明风寒证。

　　治法：疏散风寒，活血通络。

　　方药：葛根汤合攻破汤化裁。

　　处方：葛根10g，川芎30g，细辛3g，白芷10g，羌活10g，桂枝10g，白芍药10g，生姜10g，大枣6枚，茯苓10g。

　　7剂，每日1剂，水煎2次取汁300 ml，分早、晚2次服。

　　后以他病就诊，诉服上方1剂后，头痛即明显好转，5剂后头已不痛，但夜间精神旺盛不易入睡，自行停药。

　　按：50年之疾，1剂减，5剂愈，可不谓不速。张教授认为，此患者病虽久，但病势较浅，久驻经脉，未及脏腑，枕项系太阳经，额属阳明经，恶寒是风寒外袭，用张仲景葛根汤合陈士铎攻破汤，祛太阳阳明两经风寒，活血止痛。其中葛根汤中羌活、麻黄善去太阳风寒；攻破汤由白芷、细辛、川芎三药组成，白芷善治阳明风寒，细辛通络止痛，川芎理气活血，是头痛圣药，量大则力宏。本方轻灵缓当，故能速愈。

　　[临床治疗心得]　近年来，紧张性头痛的发病率呈上升趋势，不仅直接影响患者的工作、生活、学习和休息，并且给患者及其家属带来了极大的心理负担和经济损失，因此，提高人们生活质量，发展身心健康，解除紧张性头痛的困扰是

当务之急。国内外已试图从多途径治疗紧张性头痛，并取得一定疗效，但在不同程度上有一定的不良反应或局限性，以及疗效的不稳定性。中医学在治疗紧张性头痛方面有明显的优势。在2000—2005年关于紧张型头痛中药治疗的28篇文献中，疏肝理气法使用率最高，达52.6%，若将疏肝理气法、清肝平肝法合并，则从肝论治的文献高达73.7%，活血化瘀法排位第二。因此，以活血化瘀与疏肝平肝乃是治疗紧张型头痛的有效治法。

（三）秘、单、验、偏方

1. 顽固性紧张性头痛：旋覆花10g，生赭石10g，夜交藤30g，当归10g，杭白芍10g，川芎10g，生地黄10g，杭菊花10g，木瓜10g，香附10g，甘草10g。每日1剂，水煎分2次服。

2. 生白萝卜汁，每次滴鼻孔两滴（两鼻孔都滴），每日2次，连用4～5天，可除根。忌吃花椒、胡椒。

3. 川芎10～15g，蔓荆子10～15g。水煎服，每日1剂。

4. 川芎10～30g，当归10～20g，细辛5g，蜈蚣2条。将药冷水浸泡15分钟煎沸后文火煎30分钟，二煎沸20分钟，合并煎液，日服1～2剂，分两次或6小时服

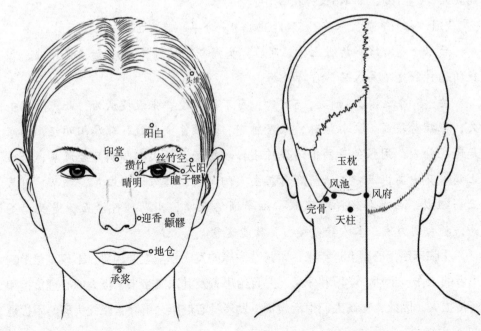

1次。

宜头痛发作时服，感冒时忌服，服药期间不用其他止痛药。

5. 疏肝解郁开窍方：柴胡10g，白芍20g，香附6g，当归15g，川芎15g，天麻10 g，白芷15g，蜈蚣2条，全蝎6g，桃仁10g，半夏15g，石菖蒲10g。疏肝解郁，活血开窍。此方创造人鲜于开璞教授认为，紧张性头痛的病因病机是以肝气郁滞、痰瘀阻窍为主，因而提出应用疏肝解郁、活血开窍法治疗紧张性头痛。

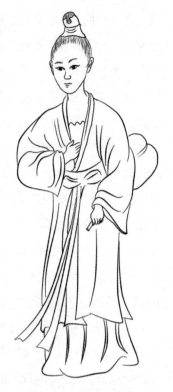

[临床治疗心得] 笔者在临床中曾推荐一名紧张性头痛持续疼痛，中药久服不愈的患者，采用生萝卜汁滴鼻，其喷嚏咳嗽一阵，吐出少许黏痰，前额的紧箍感明显好转。民间治法多是口口相传，只有操作或处方，在适应证上存在模糊，影响了其临床运用。因此，笔者选择性记载了几个安全无不良反应的效法记载，以供参阅。

二、外治法

（一）按摩

按摩是以各种手法技巧或器械为作用力，直接作用于人体表面的特殊部位，产生生物物理和生物化学的变化，最终通过神经系统调节，体液循环调节，以及经络穴位的传递效应，达到舒筋活骨，消除疲劳，防治疾病的目的，从而提高和改善人体生理功能。在脑部予以按摩，能够提神醒目，缓解精神的紧张状态，并松弛"绷紧"的神经。

1. 患者仰卧位，全身放松。治疗者两中指分别逆时针按揉风池穴，使患者感受酸胀感沿头部外侧传导至头部前外侧；用中指指峰直接按压风府穴，使得气感传导至百会，再行一指禅推法按摩上星、太阳、丝竹空、率谷、曲池。然后按揉合谷、内关每穴各1分钟。按压印堂穴，分别以顺时针和逆时针方向各按揉10次。再从印堂沿着督脉至百会穴一线施用一指禅推法治疗。用一指禅推法在头维穴治疗2分钟；继而以头维穴为中心，按逆时针方向，环旋施用一指禅推法的泻法治疗，范围逐渐放大，治疗时间约4分钟。攒竹穴微微用力沿眉弓推抹至丝竹空穴，反复操作5次。再以两手大鱼际用力于前额中部，分别向外下方微微用力推抹前额，反复操作5次。手三阳经筋循行的部位，按经筋循行路线寻找，以痛为腧，用一指禅推法，点法或揉法。

2. 治疗时患者坐位，治疗者居患者侧方，先点按合谷、列缺、风池、风府穴，再用双手提拿肩井穴及其周围大筋，至患者自觉酸胀感；用双手拇指分推印堂→前额→眉弓至太阳穴3～5次，再用双手大鱼际按揉太阳穴2～3分钟。然后双手张开，沿患者发际贴紧头皮向斜上方推揉，力度随患者的耐受力而定，反复3～5次，使头皮有发热感，再用双侧手掌按、揉使之有酸胀感；用中指、示指拨揉后颈部两侧大筋3～5次，再用双手掌根自两侧的太阳穴至耳后做推法3～5次，可稍加用力。

3. 先进行头部推拿手法，指按风池穴、风府穴各1分钟；拨揉颈项部和颈枕部两侧肌肉3分钟。于印堂穴沿督脉至百会穴一线施用一指禅推法治疗，实证用泻法，虚证用补法；禅推双头维穴1分钟。双拇指点按双侧攒竹穴，沿眉弓推抹至丝竹空穴6次，推抹前额6次；手五指张开，以中指着力于督脉，示指、环指着力于膀胱经，拇指、小指着力于胆经，从前发际开始推按至后发际6次。按揉内关穴，揉三阴交穴、足三里穴各1分钟。

随后进行通脉调气腹部辨证推拿手法治疗，根据分型不同，操作分

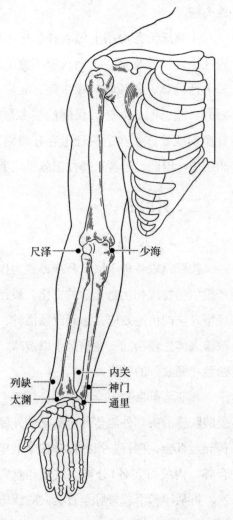

尺泽 —— —— 少海

列缺 —— —— 内关
太渊 —— —— 神门
—— 通里

别如下。①瘀血型：腹部掌运神阙穴，反复操作8次。腹部指推任脉，操作36次。按压太阳、肝俞及膈俞穴、大肠俞，每穴2分钟；后斜擦双肋，以患者皮肤潮红透热为度。②血虚型：腹部掌按中脘、气海、关元穴，共8分钟。注意：须随患者呼吸按提，静待患者腹部、腰部、会阴部及双下肢出现酸、麻、凉、胀的得气感觉后，医者的右手随患者的吸气徐徐上提。腹部直摩气海、关元穴：沿身体纵轴方向做直行摩动，共81次。按揉心俞、肺俞、脾俞，每穴2分钟，而后捏脊6遍，以皮肤透热为度。③痰浊型：腹部双掌揉中脘穴，约5分钟。掌摩天枢、神阙穴，逐步扩大至整个腹部，约3分钟。按揉脾俞、胃俞、大肠俞，每穴2分钟，然后用掌擦法，沿督脉自下而上

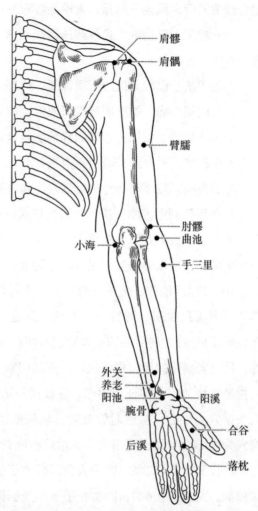

操作，至皮肤潮红。④肝阳型：腹部双掌按气海、关元穴，以腹部及腰部、双下肢、会阴部出现温热感为度，此操作治疗3次。推桥弓，擦期门、章门、肾俞，以皮肤潮红透热为度。按揉太冲、行间、涌泉穴，以酸胀及足底发热为度，而后按揉行间穴1分钟。

4. 头颈部操作。患者坐位或仰卧位。医者以一指禅"小8字"和"大8字"推法反复分推3～5遍。再指揉印堂、神庭、攒竹、鱼腰、太阳、百会、四神聪等穴，每穴各1分钟。再抹前额3～5遍；自前额发际至风池穴行五指拿法反复3～5遍。

颈肩部操作：患者取坐位或仰卧位。以一指禅沿项部膀胱经及督脉上行推法

捏合揉拨风府、风池、肩颈、大椎等各穴3～5分钟。

动脉按压：以指或大鱼际按压颞浅动脉、耳后动脉、枕动脉、颈内动脉（耳垂下段）等各部位2～4分钟。

整理手法：以轻柔揉法于项背部，约2分钟，结束治疗。

5. 头两侧头痛，按摩胆经的风池穴、阳陵泉穴等均可。

6. 头痛如裹。可以先按摩胆经的阴陵泉，后按摩胃经的头维穴可缓解头痛。

7. 头顶痛。沿肝经按摩，再点按百会。

8. 后头痛。按摩小肠经的后溪穴，膀胱经的京骨穴。

9. 采用强刺激推拿方法，用拇指指端推按后枕部的头夹肌、胸锁乳突肌、头上、下斜肌、头半棘肌、头后大、小直肌、头最长肌、斜方肌等肌肉起、止点。治疗半小时，推压的强度以患者耐受为度。

10. 按揉风池穴，使酸胀感传导至头部前外侧；按压风府穴，使酸胀的得气感传导至头顶太阳、丝竹空、率谷、曲池、小海行一指禅推法，按揉合谷，每穴各治疗1分钟，随后揉按或拨揉颈项部和颈枕部两侧肌肉，每侧治疗时间为3分钟，使患者紧张的肌肉得以放松；按揉印堂穴20次，再从印堂沿着督脉至百会穴一指禅推法治疗，实证用泻法，虚证用补法，一指禅推法在头维穴治疗1分钟，以头维穴为中心，按逆时针方向，环旋施用一指禅推法，范围逐渐扩大（以头维穴为中心，半径逐渐增大），治疗时间约2分钟；自攒竹穴沿眉弓推抹至丝竹空穴，反复操作6次再以两手大鱼际着力于前额中部，分别向外下方微微用力推抹前额，反复操作6次，医者在手三阳经筋循行的部位，按经筋循行路线顺序查找，以痛为度，行一指禅推法或揉法，每次治疗以头颈肩部肌肉松弛为度。

[临床治疗心得] 紧张型头痛也称精神肌源性头痛、单纯头痛，主要由精神紧张及颅周肌肉张力持久增高引起。鉴于其发病机制尚不十分清楚，目前多采用对症治疗。推拿以各种手法技巧或器械为作用力，直接作用于人体表面的特殊部位，产生生物物理和生物化学的变化，最终通过神经系统调节，体液循环调节，以及经络穴位的传递效应，达到舒筋活络，消除疲劳，防治疾病的目的。在脑部予以推拿，能够提神醒目，缓解精神的紧张状态，并松弛"绷紧"的神经。按摩颅周穴位及压痛点，通过有规律的按压和放松可以促进局部血液循环加快，改善局部缺血缺氧。同时氧供的增加使组织代谢恢复正常，对神经末梢的刺激消失，

使头痛症状消失；颅周肌肉痉挛缓解，头昏及压迫、紧束感消失。药物和其他疗法治疗紧张性头痛有一定的效果。但目前还没有什么药物单独使用可以使紧张性头痛在短时间内有效缓解（镇痛药除外）。手法按摩治疗不但能有效治疗紧张性头痛，而且可使大部分患者在不使用任何药物的情况下，第一次按摩治疗后即可使头痛不适症状迅速得到缓解。这也是读者可以居家治疗的有效手段。推拿手法多样，读者由容易到复杂运用，均可取效。要做到柔和渗透则需要练习。

（二）艾灸

1. 百会位于人体最高点，是督脉、足太阳膀胱经、足少阳胆经、手少阳三焦经和足厥阴肝经的会穴，故名"三阳五会"。刺激百会一穴，经气可通全身。经气通，则痛止。所以百会穴可治头痛。历代医家对此也有颇多论述，如《针灸甲乙经》："治顶上痛，风头重，目如脱，不可左右顾，百会主之。

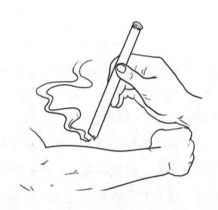

《胜玉歌》载："头痛眩晕百会好。《针灸大成》载"百会、后顶、合谷，治头风顶痛。"等。所以也有"诸般头痛，百会为先"的说法。

取百会时，患者正坐，在两耳郭尖端连线与头部前后正中线的交点。取生姜切成0.1～0.2cm厚的薄片，将姜片置于穴位上，然后用点燃的艾条向姜片略加压，直至病人呼"烫"时，将艾条移开，用中指加压姜片，稍加按揉，使病人感到一种温暖舒适的感觉，待温暖感消失。再点艾条如上法操作。每天进行5次。

2. 取穴：囟会。点燃艾条，用直接灸法灸囟会穴，以酸、麻、胀、热为效，以患者耐受为度，每次40～60分钟，日2次，7天为1个疗程。

3. 患者取俯卧位，双下肢自然伸直，在后枕部的头夹肌、胸锁乳突肌、头上、下斜肌、头半棘肌、头后大、小直肌、头最长肌、斜方肌等肌肉起、止点处做轻用力的拇指滑动按压，可查得敏感的压痛点，并用龙胆紫液定位，每个压痛点定位相距约1.5cm，一般定点为8～10个。将附子绞碎后制成3～5cm厚的饼，大小适宜，放于压痛点，其上行艾灸，每个痛点点灸5分钟，每日1次，3周为1个疗程。

[临床治疗心得] 艾火性热而至速，走而不守，可以透过各种组织和脏器，直趋病所，故艾灸能温通经络，祛湿降逆，使逆者得顺，滞者得行，尤适用于各种寒证、湿证，内服药不易到达之处，艾灸往往可收奇效。囟会为督脉经穴，善治头痛目眩等症。百会属于督脉，足太阳膀胱经与督脉会于此，具有息风醒脑、升阳固脱的功效，可治疗眩晕，健忘，头痛，头胀，脱肛，泄泻，癫狂，痫症，癔病，神经性头痛等病症。百会配脑空、天柱，有疏散风邪的作用，主治头风。灸法宜在家中使用，简单效佳，注意操作时需要耐心灸够时间。

（三）中药贴敷

取全蝎50g，干透，研细末，米醋适量，调成直径5cm大小的薄饼，贴敷痛处中心，部位不定者，以疼痛最重或发作次数最多处为准，每次2小时，早、晚各1次，7天为1个疗程。

[临床治疗心得] 全蝎，味辛性平，有小毒，乃治风要药，并擅窜筋走骨，还有开气血凝滞之功。用治疗风邪夹瘀型顽固性头痛、紧张性头痛效果较好。

（四）拔罐

拔罐是以罐为工具，利用燃火、抽气等方法产生负压，使之吸附于体表，造成局部瘀血，以达到通经活络、行气活血、消肿止痛、祛风散寒等作用的疗法。拔罐疗法在中国有着悠久的历史，早在成书于西汉时期的帛书《五十二病方》中就有关于"角法"的记载，角法就类似于后世的火罐疗法。具有逐寒祛湿、疏通经络、祛除淤滞、行气活血、消肿止痛、拔毒泻热，具有调整人体的阴阳平衡、解除疲劳、增强体质的功能，从而达到扶正祛邪、治愈疾病的目的。

背部走罐治疗紧张性头痛

选取背部督脉、足太阳膀胱经第1、2侧线。选择大小合适、罐口光滑的罐具（以透明玻璃罐为佳），常规消毒后，在罐口涂上一层医用凡士林油，以闪火法将罐吸拔于背部皮肤上，医者以右手持罐，左手绷紧皮肤，上下往返推动罐具，要求动作缓慢，用力均匀，罐口有一定的倾斜度（后部着力，前部略提起），至所拔部位皮肤依次出现淡红色、红色、深红色、微紫时，将罐起下，隔日治疗1次。

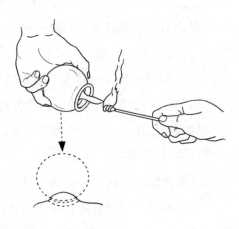

[临床治疗心得] 拔火罐时切忌火烧罐口，否则会烫伤皮肤；留罐时间不宜超过20分钟，否则会损伤皮肤；部位禁忌，皮肤过敏、溃疡、水肿及心脏、大血管部位，孕妇的腰骶、下腹部，均不宜拔罐。拔罐缓解肌肉疲劳、紧张的作用较好。紧张性头痛的治疗，不仅仅在头，肩项部同样重要，肌肉肌腱联系着头肩项，头发生长处不方便用罐法，但项、肩部使用能很好缓解肌肉的紧张，达到放松止痛的目的。

（五）刮痧

1. 以百会穴为中心，向四周呈放射状刮拭（像梳头一样），经过全头穴位和运动区、感觉区、言语区、晕听区、视区、胃区、胸腔区、生殖区等，刮双侧太阳、风池穴，一般5～7天进行1次。再用碘伏和75%酒精棉球常规局部消毒，均匀涂上刮痧油，刮痧板与刮拭方向保持90～30°夹角，选取督脉、足太阳膀胱经和足少阳胆经，分别自上而下循经刮拭。

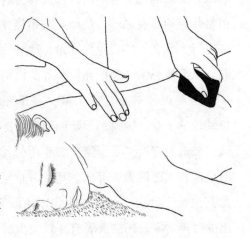

循督脉由风府沿脊柱正中向下经大椎，刮至身柱；循足太阳膀胱经由天柱沿脊柱两侧向下经大杼、风门、刮至肺俞；循足少阳胆经由风池沿颈项部向下刮至肩井。每条经脉刮25～40次，轻者出现潮红，重者出现紫红色痧点。刮拭时用力要均匀，刮痧部位尽量拉长，采用快慢适中、轻重适中的平补平泻法。在痧点密集处可多刮数次。刮拭完毕后嘱患者喝1杯热开水，避免受风着凉，待痧退后（一般5～7天）再刮下一次。

2. 牛角刮痧板。一线取百会穴至前发际；二线取百会穴至后头、颈部、风府、风池穴；三线取大椎向下刮拭督脉及膀胱经至肺俞、肝俞、肾俞等处；四线取列缺穴至合谷穴；五线取阳陵泉至太冲穴。直至局部有少量出血点出现。每周治疗1次，共治疗4周。

[临床治疗心得] 采用刮痧疗法，刮搓头颈背部的经络、腧穴具有活血化瘀、调整阴阳、舒筋通络、调整信息、排除毒素、自体溶血的功能，使气机通畅。选取督脉、足太阳膀胱经和足少阳胆经，头为诸阳之会，督脉为阳脉之海，行于脊里，上行入脑，故与头密切相关；足太阳膀胱经，从头走足，贯穿周身，刮痧其经络、腧穴，使一身之阳气宣通无阻，瘀滞得通。

（六）针刺

针刺是源于中医的一种自然疗法，具有镇痛和安神的双重功效。针刺可缓解肌肉血管痉挛，促进炎症吸收，调动中枢和体液镇痛机制，增加镇痛物质合成释放，提高痛阈、耐痛阈，抑制痛觉神经元活动，降低致痛物质浓度，阻断痛觉信号传导的不良循环，从而实现镇痛作用。针刺的起效机制可能是通过调节脑内去甲肾上腺素、5-羟色胺含量，改善海马cAMP-PKA 和cAMP-CREB 信号传导通路，从而使恐惧、焦虑和烦躁等消极情绪变为安定、镇静的积极情绪。

1. 杨继洲针灸治疗头痛　杨继洲出身于医学世家，祖父曾任太医院太医。自幼攻举子业，因科场不顺而弃儒从医。他师承家学，在明代嘉靖年间，经过考试，被选为侍医。及至隆庆二年（公元1568年）进圣济殿太医院供职，历任楚王府良医和太医院御医等职。其行医直至晚年，有50余年的临床经验，医理精湛，尤其擅长于针灸，是我国明代以来既有精深的理论、又有丰富的临床经验的杰出的针灸学家。杨继洲著有《针灸大成》10卷。《针灸大成》内容完备，流传深广，对于中医针灸事业的发展，具有深刻的影响。

（1）选穴：①百会、合谷、上星；②神庭、太阳。先补后泻，宜补多泻少，其病再发，愈重如前，法宜泻之，无不效也，复针后穴。

（2）选穴：百会、后顶、合谷；中脘、足三里、风池、合谷。针法同上。

2. 扬刺法治疗紧张性头痛　紧张性头痛患者常诉头颈疼痛不适，尤其上颈段和头颞部、枕部、额部为甚，触诊时患者颈部肌肉紧张，且在乳突后，相当于（天柱穴）处有明显压痛，故采用扬刺法，即在压痛最明显处刺一针，行针有针感后在其前后左右各针一针，方向均转向中间，再普通针刺太阳、头维、率谷、百会。

3. 组合穴针刺治疗紧张性头痛　取穴：风池（双侧）、太阳穴（双侧）、头维穴（双侧）、合谷（双侧）及阿是穴（于紧张颈肌处取1~2对）。前头痛加印堂、上星；头顶痛加百会、四神聪；后头痛加天柱。操作方法：风池穴进针，针尖微向鼻尖方向斜刺0.8~1.2寸，提插捻转，使病人得气有麻胀感并向上传导达后枕部；太阳穴要有一定深度，采用直刺方法刺0.5寸，留针30分钟。

4. 头部米阵针刺法治疗紧张性头痛　主穴：四神针（百会前后左右旁开1.5寸）、风池（双）、太阳（双）。配穴：阳明头痛取头维、合谷、内庭；少阳头痛取率谷、中渚、侠溪；太阳头痛取天柱、后溪、昆仑；厥阴头痛取百会、内关、太冲；少阴头痛取神门、太溪；太阴头痛取列缺、太白。操作：患者仰卧位，穴位皮肤常规消毒，使用1寸无菌针灸针进行针刺。四神针的针刺方向视病情而定，阳明前额痛四针均向前平刺，少阳侧头痛四针均向患侧平刺，太阳后头痛四针均向后平刺，无明确定位的太阴实证头痛四针均向外平刺，厥阴巅顶痛或少阴虚证头痛四针均向百会平刺。风池向鼻尖斜刺，太阳向后斜刺，余穴均直刺。入针深度均0.5~0.8寸。头部穴位得气后接电针治疗仪，四神针上下两穴接一对电极，左右两穴接一对电极，太阳和对侧风池接一对电极，选用连续密波，脉冲频率100Hz，刺激量以患者耐受为度。四肢穴位行针刺手法，针下空虚者行补法，针下紧疾者行泻法，针下平和者行导气法。留针30分钟。

［临床治疗心得］针灸治疗紧张性头痛的机制是通经活络、调和气血、调整阴阳，它主要是通过针灸激活镇痛物质、阻断痛觉的不良循环来实现的。明代针灸大家杨继洲是浙江衢州六都杨人，生于医学世家，为万历年间的中医官，他全面总结了之前的针灸医籍及家传技艺，结合自己的临床经验和见解进行注解，著成《针灸大成》，流传海内外，传承至今。本书主编即为杨继洲针灸的传人，认为在头痛的治疗，尤其是巅顶头痛，要特别注意风邪，取百会、后顶、合谷，邪

盛居多，针刺当用泻法，以祛风止痛；若针后不见效果，应考虑存在正虚，风在五行属木，容易克脾土，所以用中脘、足三里顾护脾胃，未病先防风池、合谷祛风止痛，杨氏主张用先补后泻法，应补多泻少，以补气血祛邪气，若不效，应改用泻法，每多获效。现在多联合运用电针，即时止痛效果明显。针灸治疗紧张性头痛符合当今自然疗法的大趋势，起效快，无不良反应，取得卓著的临床疗效，达到令人满意的结果。

（七）皮肤针叩刺

患者坐位闭目，术者以右手拇、示指末节持消毒后的皮肤针，利用指、腕关节的活动及针柄的弹性，取中度手法（出针后可见微红的针点），自患者第7颈椎以上沿足太阳膀胱经、手少阳三焦经、足少阳胆经、督脉和阳维脉的循行弹刺（频率60～80次/分），叩击点间距

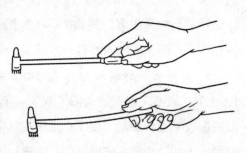

约1cm，局部的攒竹、天柱、翳风、率谷、阳白、头临泣、风池、风府、百会、上星处点刺2～3下，颜部不予弹刺。

[临床治疗心得] 皮肤针治病主要以经络学说之皮部理论为依据，应用皮肤针叩击皮部，通过孙脉—络脉—经脉而作用于脏腑，以调整脏腑虚实，调和气血，通经活络，平衡营养，达到治病目的。疾病在皮肤上表现得阳性反应点、面、物，即是皮肤针重点叩刺的部位。

（八）刺血

刺血疗法是在中医基本理论指导下，通过放血祛除邪气而达到调整阴阳、疏通经络、调和气血、扶正祛邪目的的一种有效治疗方法，适用于"病在血络"的各类疾病。刺血疗法源远流长，在《黄帝内经》已经有较深刻认识。《灵枢·官针篇》记载："络刺者，刺小络之血脉也，以逐邪气而来血气。"随后各个朝代对其理论和应用多有所阐发，如《奇效良方》载"用太阳穴治眼红及头痛，宜用三棱针出血"。

刺血法禁忌证如下。

（1）虚证，尤其是血虚或阴液亏损患者，禁用刺血。《灵枢·血络论》载："脉气盛而血虚者，刺之则脱气，脱气则仆。"因此，血虚（包括较重的贫血、低血压反常有自发性出血或损伤后出血不止的患者）应禁用刺血，以免犯虚虚之戒。血与汗同源，为津液所化生，故对阴液素亏或汗下太过者，亦禁用放血。若确须施用此法，应视病邪与正气盛衰而定，不宜多出血。

（2）孕妇及有习惯性流产史者，禁用刺血。

（3）病人暂时性劳累、饥饱、情绪失常、气血不足等情况时，应避免刺血。

1. 取双侧耳尖、太阳穴、头维穴、大椎穴。操作：嘱患者坐位俯视，用毛巾勒紧颈部，使头面部充血。轻轻揉按耳郭使之血液通畅，用三棱针点刺耳尖穴，挤压出血，直至血液挤尽。轻轻拍打太阳穴和头维穴，使附近的血管显露，用三棱针沿血管走行方向刺破血管，使血色由暗红变鲜红色或颜色变浅直至血液流出自凝。大椎穴用三棱针点刺后拔火罐。

2. 取百会、耳尖。选用三棱针，先在针刺部位揉捏，使局部充血，常规消毒后，右手持针，以拇、示二指捏住针柄，中指端紧靠针身下端，留出针尖0.1～0.2寸，对准已消毒过的部位迅速刺入。刺入后立即出针，轻轻挤压针孔周围，使出血数滴，然后以消毒棉球按压针孔。

每周治疗1次，共治疗4周。

3. 取穴：印堂、攒竹、太阳、耳和髎、颅息、脑空、脑户。以上穴位除印堂、脑户外，其余穴位均双侧取穴。三棱针点刺，并挤捏穴位，出血数滴。每周治疗5次，治疗2周为1个疗程。

[临床治疗心得]《黄帝内经》载："宛陈则除之，去血脉也。"而杨继洲的《针灸大成》言："盖针砭所以通经脉，均气血，蠲邪扶正，故曰捷法，最奇者哉。"明确指出了刺络放血的特异功效。现代研究表明：放血疗法直接把富含致痛物质的血液放出，同时形成负压促使新鲜血液向病灶流动，稀释了致病物质的浓度，改善了局部微循环障碍状态，而减轻疼痛。刺络放血疗法对血液系统有双向良性调节作用，刺络疗法可以促进人体新陈代谢，刺激骨髓造血功能，使代谢旺盛，并通过神经—体液调节作用，改善微循环和血管功能，有利于排出血中的有害物质，并使机体的有益物质及时补充到血液循环中去，促使机体重新建立

内环境稳态而恢复正常的生理功能。刺络放血疗法还可以提高人体免疫功能，激发体内防御功能，增强免疫力。该法临床应用广泛，操作简单，疗效可靠，值得推广。

第四节　紧张性头痛的西医用药

1.急性期药物治疗

（1）非甾体抗炎药

①阿司匹林：阿司匹林是控制紧张性头痛急性发作的常用药物，临床研究常用标准剂量为650mg。主要通过抑制外周及下丘脑前列腺素和缓激肽的合成而发挥镇痛作用。其不良反应明显，如胃肠道不适、出血和多汗，尤其可加重胃十二指肠溃疡。

②对乙酰氨基酚：对乙酰氨基酚治疗紧张性头痛疗效不及阿司匹林，但其胃肠道不良反应相对较轻，故对轻到中度紧张性头痛是一个较好的药物。急性期治疗的初始剂量为1000mg，1～2小时的重复剂量是1000mg。

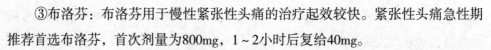

③布洛芬：布洛芬用于慢性紧张性头痛的治疗起效较快。紧张性头痛急性期推荐首选布洛芬，首次剂量为800mg，1～2小时后复给40mg。

④萘普生：萘普生可以缓解各种疼痛，维持时间长，早期应用效果好。推荐首次剂量为825mg，1～2小时后复275mg。不良反应为恶心、胃部不适、疲倦、眩晕、乏力及思睡。孕妇及哺乳期妇女禁用。

（2）肌肉松弛药：紧张性头痛患者多伴有肌肉紧张度增加、压痛和压痛阈值降低，因此，理论上松弛颅部肌肉或纠正多突触的中枢神经系统中间神经元的功能失调应该有助于缓解紧张性头痛的症状，然而尚需循证医学证据证实此类药物的疗效。中枢性肌松药对预防慢性紧张性头痛有一定作用。目前为急性期紧张性头痛治疗首选，盐酸乙哌立松片（妙纳）每日3次，每次50mg，疗程2~3周。

（3）其他：其他治疗药物有5-羟色胺（5-HT）受体激动药，如舒马曲坦（英明格）50~100mg，24小时内最大用药量不超过300mg。本品对慢性紧张性头痛有效，而对发作性紧张性头痛无效，尚未获得相关研究确定。

2. 预防性治疗　药物预防性治疗如下。

（1）抗抑郁药：抗抑郁药是频发性发作性及慢性紧张性头痛预防性治疗的首选药物，主要包括三环类抗抑郁药、单胺氧化酶抑制药及5-羟色胺/去甲肾上腺素再摄取抑制药。三环类抗抑郁药阿米替林，通过阻断突触前膜单胺类介质的再摄取，提高受体前的5-HT浓度，达到效果。用法：每日1~3次，每次25mg。不良反应为嗜睡、口干、便秘、直立性低血压。大量的临床报道认为阿米替林是治疗此类头痛的首选药物，有效率约为70%。亦可选用氟西汀（百忧解），或舍曲林（左乐复）。选择性5-羟色胺和去甲肾上腺素再摄取抑制药文拉法辛，快速起效，对重度抑郁更好。每日1次，每次75mg。不良反应为血压升高和性功能障碍。其他预防性用抗抑郁药还有单胺氧化酶抑制药吗氯贝胺，去甲肾上腺素能和特异性5-羟色胺能抗抑郁药米氮平等。

（2）肉毒毒素A：肉毒杆菌毒素A可通过阻断胆碱能作用降低肌肉的超敏性，从而减少痛觉传入和颅周肌肉血管的压迫以缓解头痛和颅周疼痛。根据患者头痛的部位及压痛点进行多点颅周肌内注射，每点注射5 U/0.1 ml，每次注射剂量为100 U。已有研究报道其对慢性紧张性头痛具有治疗作用，但尚需更大范围随机对照研究证实。

（3）其他：有研究认为一氧化氮合酶抑制药L-单甲基精氨酸对慢性紧张性头痛有止痛作用，其可能作用机制为L-单甲基精氨酸可减轻中枢对疼痛的敏感性。美金刚作为兴奋性氨基酸受体拮抗药，可能通过降低中枢敏感性产生止痛作用，但其临床疗效尚需进一步研究。

［临床治疗心得］紧张性头痛常反复发作，多在劳累，情绪不畅时发病，长期困扰患者的生活、工作和学习，严重影响其生活质量。紧张性头痛从西医角度的治疗，主要用抗抑郁药及肌肉松弛药治疗，以止痛为目的，不建议患者长期使用。

第五节　紧张性头痛的生活起居

1. **冷敷及热敷**　有些人喜欢在额头及颈部冷敷，但有些人偏好热敷颈部或洗热水澡，同样觉得舒适。冷敷、热敷可使人放松并感觉舒适，可以有效地缓解头颈部的肌肉紧张，进而缓解头痛。

2. **给自己减压**　检查自己是否有任何紧张的征兆，包括紧咬牙齿、握紧拳头、肩膀耸起，这些征兆可能引起头痛。深呼吸是缓解紧张的好方法。有效的深呼吸时，胃部的起伏比胸腔还明显。在上下排牙齿之间放一支铅笔，但勿用力咬铅笔。这能帮助松弛紧张，因为这个动作必须放松肌肉才办得到。另外可以泡温泉浴，听轻音乐，和朋友聊天，或是出去打球，看喜剧电影等。

3. **勿嚼口香糖**　咀嚼时的反覆动作可能使肌肉紧绷，因而引发紧张性头痛。

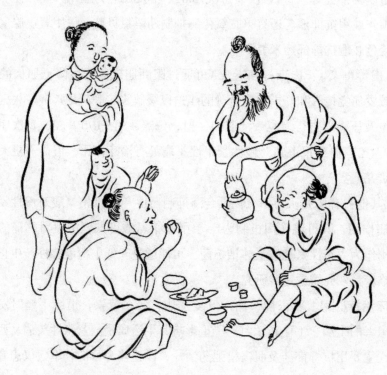

4. **培养幽默感**　经常把事情看得很严重的人，可能常扳脸皱眉，满脑都是烦恼，这也难怪常患头痛。应学习放松自己，看淡周围事物。

第六节　紧张性头痛的饮食调养

以下食物对缓解头痛有益。

1. 瘦肉、谷类、黄豆、花生等富含B族维生素，能保护心血管和神经系统，舒解压力、缓和情绪。

2. 猕猴桃、芥菜等果蔬含有丰富的维生素C，具有良好的抗氧化功效，能维持紧张状态下正常的人体代谢，有利于减轻因情绪紧张诱发的头痛。

3. 谷类、花椰菜、豆腐以及坚果（如葵花子、杏仁、腰果、榛子等），富含微量元素镁，具有松弛肌肉、舒张血管的作用。

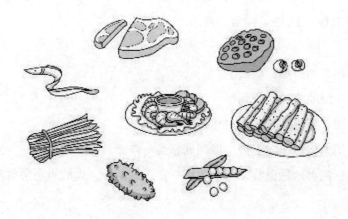

第七节　紧张性头痛的运动调养

（1）散步和慢跑：散步和慢跑由于简便易行，运动量易控制，因此深受广大病员的欢迎。其中，特别对虚证的头痛病人，更有较好的疗效。散步和慢跑通常在早上进行为好，也可与其他活动穿插进行。但以活动后心跳每分钟不超过120次，自己不感到胸闷、心悸为度。

（2）太极拳、五禽戏：太极拳动作缓慢柔和，肌肉放松，意识集中，方法简便，有助于各种头痛的治疗。五禽戏是由三国名医华佗创造的一种体育运动，以虎、熊、鹿、猴、鸟五种动物的形体动作为基础，配合呼吸而成。具有动作简

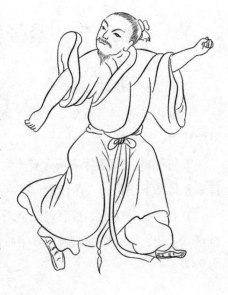

便，形象生动，方便易学的优点。类似的养生活动伸展筋骨，放松精神，是适合各种头痛患者的活动。

（3）做脸部美容操：以下是专为脸部及头皮设计的7种柔软操，它们可以帮助松弛这些部位的肌肉，可在头痛初发时采取控制行动。

扬眉：同时将两边的眉毛抬起，再放下。

眯眼：快速地眯上双眼，再放松。接着，用力眯右眼，放松。接着，眯左眼，放松。

皱眉：用力地挤眉，放松。

张嘴：慢慢地将嘴巴张到最开，再慢慢闭上。

移动下腭：嘴巴微张，左右地移动下腭。

皱鼻：用力将鼻子向上挤，像闻到恶臭一样。

扮鬼脸：随兴地做鬼脸，像小时候一样。别担心，你的脸不会就此变形。

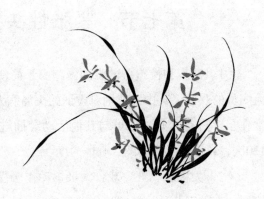

第 4 章

丛集性头痛

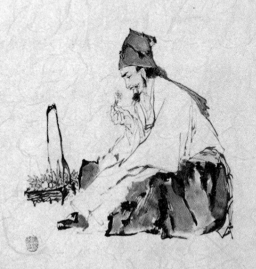

第一节　丛集性头痛的诊断标准

丛集性头痛诊断标准	
A. 有5次以上头痛发作符合下列B~D项的条件	
B. 未治疗时为单侧性的重到极重度头痛，存在于眶、眶上或颞部中的至少一处，发作持续15 ~ 180分钟（注1）	
C. 在头痛的一侧，至少伴有下列特征的一项：	①结膜充血和（或）流泪 ②鼻塞和（或）流涕 ③眼睑水肿 ④额部和面部出汗 ⑤瞳孔缩小和（或）眼睑下垂 ⑥无法冷静或兴奋的样子
D. 发作频率为每日1~8次（注2）	
E. 排除其他病因（注3）	

注1：丛集性头痛的发作期间（但不超过发作期的1/2），可能会有头痛程度减轻，和（或）持续时间的改变（缩短或延长）。

注2：丛集性头痛的发作期间（但不超过发作期的1/2），可能会有发作频率的下降。

注3：病史、体检和神经系统检查可以除外头痛分类的第5 ~ 12项的任何一项疾病；或者，病史和（或）体检、神经系统检查虽怀疑有此疾病的可能性，但经适当检查能予以排除；或此疾病虽已存在，但丛集性头痛首次发生与该疾病并无时间上的一致性。

第二节　中西医学认识丛集性头痛

《丹溪心法·眉眶痛六十九》中有"眉眶痛属风热与痰，作风痰治，类痛风证……"，认为其病因为风热与痰邪为主，疼痛程度较重。清·李用粹《证治汇补》云："木生于春，病在肝，目者肝之窍，肝风动则邪害孔窍也。故有年久头痛，便燥目赤眩晕者，乃肺经乘肝，气郁血雍而然，宜清上彻下之法。"清·孙德润《医学汇海》提到了血瘀头痛："血郁头痛者，乃头痛久不得愈，目赤眩晕，或目昏，或目束，二便燥结，此郁血积而不散也"。同时它还结合人的体质论头痛："肥人头痛者，多是气虚与湿痰也。瘦人头痛者，多是血虚与痰火也。"二者针对头痛日久伴目赤、眩晕、大便干燥均认为是由于气血瘀滞所致。也有医家认为：头痛程度较重并目赤、痛连及眼的表现，并认为与肝经风热上扰有关；头痛伴鼻塞提示与痰湿相关。

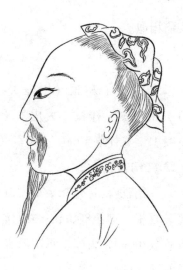

综上，中医根据丛集性头痛重度眶、眶上或颞部头痛伴结膜充血、流泪、鼻塞、流涕、出汗等表现，认为其发作与风热、痰湿、瘀血及肝经有火等多因素相关，给予对证治疗。

现代医学认为，一些丛集性头痛患者存在一定的诱发因素，53%～63%的患者在少量饮酒尤其是饮酒后1小时内发作。阻塞性睡眠呼吸暂停低通气综合征的患者丛集性头痛发生率较高，有些患者可被香水和涂料等挥发性有机物的气味或硝酸盐诱发，硝酸甘油常用于实验性诱发丛集性头痛。丛集性头痛的发病机制和病理生理至今尚未阐明。丛集性头痛发作起病突然，持续时间短，西医给药应以迅速缓解为目的。间歇期用药尚无定论。

第三节 丛集性头痛的中医特色疗法

一、内治法

（一）经典古方

1.《医法圆通》中所载阳明头痛的记载，症见额前头痛为主，眉棱、眼眶胀痛，兼有发热。治宜清热止痛，拟仲景葛根汤加减。所描述的头痛部位与丛集性头痛相似。

葛根汤

[组成] 葛根（12g）、麻黄（去节）（9g）、桂枝（去皮）（6g）、生姜（9g）、炙甘草（6g）、芍药（6g）、大枣（擘）（12枚）。

[用法] 上七味，以水1升，先煮麻黄、葛根，煎至800ml，去上沫，纳诸药，再煮取300ml，去滓，每次温服150ml，覆取微似汗。

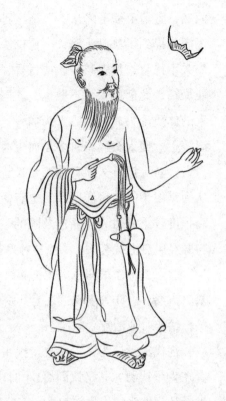

2. 《丹溪心法·眉眶痛六十九》中有"眉眶痛属风热与痰，作风痰治，类痛风证……[附录]痛有二证，眼属肝，有肝虚而痛，才见光明则眶骨痛甚，宜生熟地黄丸；又有眉棱骨痛，眼不可开，昼静夜剧，宜导痰汤，或芍辛汤入牙茶，或二陈汤，吞青州白丸子良。"

《丹溪心法治要》载："头痛如破，酒炒大黄半两为末，茶调服。"这里讲的"头痛如破"表示疼痛程度剧烈和原发性爆发型头痛的特点相符。

生熟地黄丸

[组成] 生地黄1两（25g）、熟地黄1两（25g）、玄参（25g）、金钗石斛1两（25g）。

[用法] 上为末，炼蜜为丸。口服。

导痰汤

[组成] 半夏（6g）、橘红（3g）、茯苓（3g）、枳实（麸炒）（3g）、天南星（3g）、甘草（1.5g）。

[用法] 半夏四两，汤泡七次，天南星炮、去皮，橘红、枳实去瓤、麸炒，

茯苓去皮各一两、甘草半两，炙上㕮咀（是指将药用口咬碎成小块，利于熬药时药物有效成分析出），每服四钱，水二盏，生姜十片，煎至八分，去滓温服（是指蓖出药液，去掉药渣子），食后。

茶牙汤

[组成]细茶牙1两（25g）、生草乌半两（去皮尖）（12g）、细辛半两（6g）。

[用法]制备方法：上为粗末。用法用量：每服5钱，水2盏，慢火煎至6分，去滓温服。

二陈汤

[组成]半夏五钱汤洗七次（15g），橘红五钱（15g），白茯苓三钱（9g），炙甘草一钱半（4.5g），生姜七片，乌梅一个。

[用法]上药㕮咀，每服四钱（12g）、用水一盏，生姜七片，乌梅一个，同煎六分，去滓，热服，不拘时候（现代用法：加生姜7片，乌梅1个，水煎温服）。

青州白丸子

[组成]半夏（白好者，水浸洗过，生用）（210g）、川乌头（去皮、脐，生用）（15g）、天南星（生）（90g）、白附子（生）（60g）。

[用法]上药捣碎，罗为细末，以生绢袋盛，用井花水摆，未出者更以手揉令出；如有滓，更研，再入绢袋摆尽为度，放瓷盆中，日中晒，夜露至晓，弃水，别用井花水搅，又晒，至来日早晨，更换新水搅；如此春五日、夏三日、秋七日、冬十日，去水晒干，厚如玉片，碎研，以糯米粉煎粥清为丸，如绿豆大。初服5丸，加至15丸，生姜汤下，不拘时候。如瘫缓风，以温酒下20丸，日三服，至三日后，浴当有汗，便能舒展。服经三五日，呵欠是应。常服10粒已来，永无风痰隔壅之患。小儿惊风，薄荷汤下2~3丸。

《丹溪治法心要》曰：

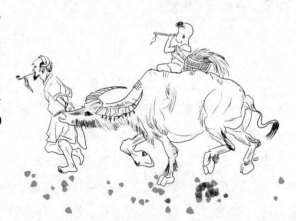

"血虚头痛，自鱼尾上攻头目者，必用芎归汤。"

3.《兰室秘藏》载：选奇汤主治"风火上煽，眉棱骨痛"，又名防风羌活茶，现代认为其适用证型为头痛阵作，历时短暂，或向眼眶、颊部发散，咀嚼或谈笑常可引起发作，其发作特点、部位等与丛集性头痛有共性。

选奇汤

[组成] 炙甘草（夏月生用）（9g）、羌活（9g）、防风（9g）、酒黄芩（3g）（冬月不用，如能食是热痛，倍加之）。

[用法] 上药剂量加倍，共研粗末。每服取15～30g，置保温瓶中，用开水适量冲泡，盖闷20分钟后代茶饮用。每日饮完。或上药吺咀，每服15g，用水300ml，煎至150ml，去滓，食后服。

[宜忌] 血虚者慎服。

4.《医宗金鉴》记载碧云散主头风日久，连及眉棱骨酸痛，眼皮跳动，渐起蓝云遮睛，多致损目。

碧云散

[处方] 川芎、鹅不食草各30g，细辛、辛夷各6g，青黛3g。

[用法] 上药共为细末。患者口含凉水，令人将药末吹入左右鼻孔内，取嚏为效。或以鼻嗅药，则效缓。

[临床治疗心得] 丛集性头痛的缓解期较长，治疗主要是发作期止痛。头痛剧烈，治疗棘手。中医多从痰论治，导痰汤、二陈汤为多用，缓解后续服健脾益气之品，身体方可恢复。

（二）名家名方

1. 齐向华治疗丛集性头痛验案　齐向华，山东济阳人，博士学位，任山东中医药大学附属医院神经内科主任医师，科室副主任，国家中医药管理局脑病重点学科带头人。齐向华教授治疗头痛经验丰富。

黄某，女，54岁，因"剧烈头痛3月余"由门诊以"丛集性头痛"收入院。入院症见：头痛剧烈，呈持续性全头痛，难以忍受，无头晕，无恶心呕吐，纳、眠差，小便调，大便干。曾于当地医院治疗，但疗效不佳，既往有高血压病史5年，神经系统查体未见明显异常，颅脑CT及MRA均无明显异常。舌红苔黄燥，脉弦动。齐向华主任医师认为：此患者属于金形人圈，此种人性格上较急躁刚强，办事过于认真，易于钻牛角尖。脉象动。中医诊断为"头痛（肝阳上亢）"；西医诊断为"丛集性头痛"。治法上以硝苯地平缓释片控制血压，同时予以天麻素等药静脉滴注以改善脑循环。中药处方如下。

羚羊角粉（冲服）2g，钩藤30g，菊花12g，桑叶12g，生地黄20g，白芍30g，天麻20g，浙贝母9g，竹茹9g，茯苓20g，川牛膝15g，甘草6g。

7剂，每天1剂，水煎服。

1周后，患者头痛较前略有缓解，但患者烦躁焦虑状态仍明显，情绪不稳定。齐向华认为，患者由于长期被头痛折磨，生活质量受到严重影响，加上急躁焦虑，长久则有夜眠难安、饮食欠佳、便干等表现，这些表现的基础还是心理上的焦虑。治疗上应除烦定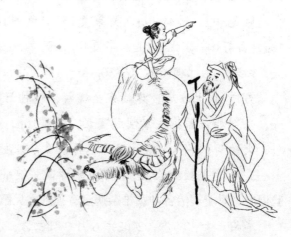

虑，同时可加用抗焦虑药物而降低患者自主神经的兴奋性。嘱其调畅情志，放松心情。并在上方的基础上改用羚羊角粉（冲服）4g，并加佩兰12g，降香12g，玄参20g，麦冬20g。每天1剂，水煎服。另加服盐酸帕罗西汀20 mg，每天1次。服药期间患者大便通畅，自觉头痛较前缓解，夜间睡眠较前改善。脉象动感较前减少，整体脉象有疏散之感，较之前缓和，上塑之气血有下沉之意。此为心理焦虑缓解后气机通畅的表现。效不更方，上方再服7剂后，患者头痛较前明显缓解，已能忍受，纳食、睡眠较前均改善。出院时嘱其注意调畅情志，切勿急躁。

2. 彭坚治疗头痛验案 彭坚出身于中医世家，湖南中医药大学教授。擅长运用经方、古方、家传方治疗各种疑难杂病，具有丰富的实践经验，用药简便验廉，深受患者欢迎。

周某，男，67岁，退休教师，1997年7月26日初诊。患者身体素好，多年来经常头部冷痛，终年不能脱帽，即使大热天仍然如此，起因于十余年前冬天，外出淋雨所致。患者自诉头部疼痛剧烈，发冷发紧，得热稍舒，口不渴，大便干结，每次头痛时，即头部大量出冷汗，血压升高，眼珠发红，持续30分钟左右，头痛消失，眼珠红色消退，血压也恢复正常。察其面容㿠白，舌胖淡，苔白腻，脉浮紧。根据患者头痛时眼珠发红，头痛剧烈，持续30分钟，同时伴有血压升高、冷汗等自主神经症状，考虑西医诊断丛集性头痛。时值夏天，仍然头戴绒帽，取帽以后，触摸其头部，感到头皮发麻，冷汗粘手此为阳虚寒凝，当温阳散寒，处以真武汤合吴茱萸汤加减：

地龙30g，砂仁20g，吴茱萸15g，龟甲15g，附片10g，白术10g，茯苓10g，白芍10g，生姜10g，半夏10g，党参10g，炙甘草10g，白芥子10g，麻黄5g，细辛5g，红糖（同煎）30g。

5剂。服上方后，疼痛完全缓解，精神好转。仍用原方5剂，吴茱萸改为5g，每剂加雪莲花朵，制成蜜丸，每服10g，每日2次，早、晚各1次。服完1料，大约两个半月之后，疼痛不再，至今未发，冬天也无须戴帽。

3. 张笑平教授验案　安徽中医学院张笑平教授，精研经典，勤于临床，学验俱丰，对于辨治各种疑难杂病多有独到之见解，屡起沉疴。

季某，女，69岁，2002年6月2日初诊。头痛始于10年前冬季的一次沐浴之后，当时曾按"感冒"治愈，但此后每因天气骤变、受凉、当风、劳累即发作，发则满头抽掣跳痛，触摸右侧太阳穴、眼外眦、鼻翼及讲话等旋即加重，痛甚汗出，曾经本市数家医院颅脑ＣＴ、副鼻窦Ｘ线摄片等检查均未见异常，一直按"丛集性头痛""神经血管性头痛"治疗罔效，发作时均赖镇静止痛药才能逐渐缓解，其间也曾屡求中医诊治乏效。近半个月来已发展至每日数发，几无宁时。刻下诊：患者形体消瘦，面容痛苦，双手捂头，不愿言语，诉头部重涨抽掣、灼热跳痛，唇、舌、耳部发麻，口干口苦而欲热饮，胃脘灼热嘈杂，纳呆，二便及血压均正常，舌质红、苔薄白而腻，脉弦滑。

诊断：丛集性头痛。

辨证：肝旺脾弱，滋生痰浊，蒙蔽清窍，瘀阻脉络。

治则：抑肝扶脾、化痰通络。

药用：葛根、磁石（打碎，先煎）各15g，夏枯草、苦丁茶、钩藤、蒺藜、天麻、茯苓、（姜）半夏、白术、桂枝、（炒）白芍、川芎、当归、甘草各10g。6剂，每日服1剂半，分3次服。

　　6月6日二诊：脘畅纳启，头涨头重除，头痛程度减，但发作次数反增，时汗出，舌苔薄白，脉弦缓，提示痰瘀趋缓，气血虚甚，改从补气血、化痰瘀并举治之，药用：黄芪30g，炙甘草、白术、茯苓、（姜）半夏、桂枝、（炒）白芍、（制）何首乌、蒺藜、鸡血藤、当归、地龙、全蝎各10g，防风3g。15剂，每日1剂，早、晚分服。此后每周复诊1次，连诊9次，因头痛发作次数与程度均渐减轻，故一直守上方出入治之，至8月14日十二诊：自诉近2周来，仅于夜间或当风后仍发头痛，程度甚轻，但仍常抽掣，前日因外出受风寒，头痛有复发之势，且腰酸背胀，虽时值酷暑，然却畏风怕冷，舌苔薄白，脉弦缓，张教授辨证为太少两感挟痰兼瘀为患，治用麻黄附子细辛汤合苓桂术甘汤加味，药用：（炙）麻黄5g，细辛3g，附子（先煎）、桂枝、（炒）白芍、白术、茯苓、川芎、桃仁、炙甘草各10g，生姜3片，大枣5枚，如此又治疗月余，诸症悉除，头痛不再发作。2003年7月12日再次复诊：自诉头痛已10个月未发，但近日来又感右耳前麻木，偶灼热抽掣。舌质红、苔薄白，脉沉涩。仍予麻黄附子细辛汤加味：（炙）麻黄4g，细辛3g，附子（先煎）、淫羊藿、山茱萸、枸杞子、蒺藜、路路通、桑枝、川芎、桃仁、地龙各10g，7剂，每日1剂，分2次服，药尽即愈，随访5个月无反复。

　　4. 周海树运用吴茱萸汤加味治疗丛集性头痛　　周树海为福建龙海市中医院医师，早在90年代对丛集性头痛即有心得。下为病案一则。

　　胡某，男性，48岁。1993年5月10日初诊。反复头痛2年，近日来几乎每日白天突发右眶周阵发性剧痛，疼痛为爆炸性，放射右额颞部，伴恶心欲呕，鼻塞，流泪，约历时2小时缓解，严重时每日发作2～3次。曾服去痛片、正天丸等效差。查体：神清，右侧鼻黏膜充血、前额多汗，右眼结膜充血，流泪，Horner综合征，舌淡红，苔白，脉缓。

　　西医诊断：丛集性头痛。

　　中医诊断：厥阴头痛。追问其居处，较为寒湿，阴寒之邪内犯厥阴，循经上冲，故发为头痛。

处方：吴茱萸6g，生姜3g，大枣10g，党参15g，半夏10g，白芷10g，川芎6g。每日1剂，水煎分2次服，连服4剂，复诊时诉，服药2剂后，头痛发作次数减少，症状减轻。再进7剂，诸症悉除，随访1年未再发作。

5. 孔祥梅治疗丛集性头痛验案

杨某，男，35岁。1994年11月10日初诊，以"右侧头痛1周"来诊。患者1周前无明显诱因于凌晨1点左右突然右侧头痛，连及右眼眼眶，右额部及右后顶枕部牵拉样掣痛，畏寒喜按，烦躁不安，时有呕吐，呕吐物为涎沫；伴右眼流泪。经我院神经内科诊为"丛集性头痛"，应用心得安、安定等西药治疗，疗效欠佳，而延中医诊治。患者诉10余年来每年冬季均有类似发作，每次发作7～30天不等，受凉后易于发病，故春秋冬三季不离棉帽。舌质淡暗、苔白腻，脉弦紧而涩。

诊断：丛集性头痛。

辨证：风寒湿痹阻经络，气血瘀阻。

治则：散寒宣痹，祛风除湿，活血通络。

处方：羌活30g，川芎15g，白芥子6g，附片10g，延胡索12g，吴茱萸6g，白芷129，葱白3节，生姜5片。3剂，水煎服，每日1剂。

药后头痛若失，为巩固疗效，原方继进4剂，是年冬季头痛未作，追访2年，未再发作。

[临床治疗心得] 丛集性头痛发病率较低，有其特有的病程特点。中医病机复杂，治则有抑肝扶脾，养血祛风，化痰逐瘀，扶阳化痰等。笔者以彭坚教授通阳温寒、化痰止痛之法治疗丛集性头痛1例，方予真武汤合吴茱萸汤加减，吴茱萸用量较大，加红糖同煎，可以减缓大量用吴茱萸带来的温燥之弊，再加麻黄、细辛、白芥子，有通阳、温寒、化痰和增强止痛的作用，并暗合麻黄附子细辛汤于其中，加砂仁温阳化湿，龟甲、地龙潜阳，这是合用了郑钦安先生的潜阳丹，其中地龙咸寒润下，既可监制全方，不使其过于辛热，又有通便降压的作用，防止变生他证。

（三）秘、单、验、偏方

1. 雄黄3g，白芷6g，石膏9g，冰片3g，姜面少许。共为细面，装瓶备用。用时将少许药面吸入鼻内即可。

按：头痛、牙痛极为痛苦，临床当务之急，首要之法是止痛。鼻为肺窍，鼻孔黏膜毛细血管、末梢神经极为丰富，口鼻用药敏感度强，本方辛味浓厚，芳香开窍，开郁通痹，大有止痛之功效。

2. 枳麻五虫汤：天麻10g，地龙10g，僵蚕10g，地鳖虫10g，枳实30g，全蝎6g，蜈蚣3g。水煎服，每日1剂。

方解：全蝎、蜈蚣搜风止痛；僵蚕、地龙、地鳖虫通络止痛；天麻、枳实平肝息风。合而成方，能起到风息痛止之效。服用本方可使脑血流图明显降低波幅，缩小两侧波幅差，协调血管舒缩功能，改善血管扩张状态。

3. 芍药甘草汤：白芍药60g，炙甘草60g。若肝火偏盛可加龙胆草、栀子、黄芩、牡丹皮；如痰多可加陈皮、半夏、胆南星；若久痛入络，可酌加化痰通络之品，如天麻、钩藤、全蝎等。服用方法：诸药清水浸泡30分钟，后用武火煎20分钟，滤出药液160ml，再文火煎30分钟，滤出药液100ml，两次药液混合待服。每日1剂，分早、晚两次服。7天为1个疗程。

4. 通窍活血汤：桃仁12g，红花9g，川芎18g，赤芍12g，生姜15g，大枣5枚，细辛9g，石菖蒲6g，全蝎6g，葱白9g，黄酒50ml。每日1剂，水煎3次，取汁约600ml，分早、中、晚3次分服。报道治愈率为70%。

[临床治疗心得]芍药甘草汤是缓解止痛的效方。白芍药苦酸微寒，入肝、脾二经。酸能收敛，苦凉泻热，而有补血敛阴，柔肝止痛，平肝之功，为治疗诸痛之良药。炙甘草甘温，补中缓急，故二药同用，酸甘化阴，共奏疏肝泻火、缓急止痛之效，可治中枢性或末梢性的肌肉痉挛以及因痉挛而引起的头痛。药理研究表明，芍药中的主要成分芍药苷具有较好的解痉作用。白芍药有镇静中枢性疼痛和脊髓性反射弓兴奋的作用，甘草有镇静、抑制末梢神经紧张的作用。此处四个方剂安全系数高，止痛方向不同，各有优势。

二、外治法

（一）按摩

1. 前额和眉棱骨痛：从二三脚趾间的陷谷穴向内庭穴方向按摩数分钟即可缓解。另外，按摩脾经的公孙穴，或膀胱经的京骨穴也可有效缓解眉棱骨痛。

2. 合谷穴（压痛较为敏感侧），用一指禅指端，连续推拿合谷穴5~7分钟，力度以穴位处有酸麻重胀、患者能耐受为宜。推拿后即刻或半小时内有水疱产生，不必处理，水疱会自行消失，消失后局部肤色加深，数天内褪去。如水疱破裂，可涂龙胆紫以防感染，推拿过程中注意防止水疱破裂。

[临床治疗心得] 头部放松可以缓解头痛，但部分丛集性头痛患者因剧烈头痛拒绝触碰。故而选取四肢远端腧穴按揉止痛。合谷，别名虎口，在手背第1、2掌骨间，当第2掌骨桡侧的中点处，具有很好的镇静止痛、通经活络作用。

（二）艾灸

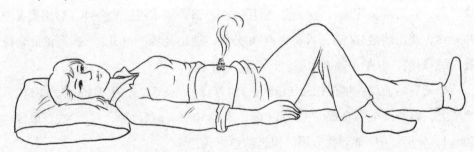

隔蒜灸：选取新鲜独头蒜，将其切成厚0.3~0.4cm的蒜片，用细针于中间穿刺数孔放置于阳白、太阳穴（患侧）在其上置约杏仁大小的艾炷，点燃后施灸，每穴灸2壮，如感觉局部发烫可来回挪动蒜片，以患者能忍受为度，保持局部不起疱，以免烫伤。待患者感到温热感消失时更换艾炷，不必更换蒜片。每天施灸30分钟，坚持15天。报道治愈率为75%。

[临床治疗心得] 大蒜辛温，有发散、化浊、拔毒的功效，配合艾灸加强了化浊通络，活血止痛的作用。

（三）针刺

1. 针刺　内关、印堂、三阴交、百会、四神聪、上星、头维透率谷、悬颅、太阳、风池、合谷、太冲，头皮针颞前线、颞后线。先刺双侧内关，直刺0.5~1寸，采用捻转提插结合泻法，施手法1分钟；继刺印堂，斜刺0.3~0.5寸，用雀啄法，至眼球湿润为度；三阴交直刺1～1.5寸，捻转补法；风池进针1～1.5寸，施捻转泻法，针感达到前额；太阳向后下方斜刺0.3～0.5寸，施提插泻法；头维平刺透至率谷，进针2～2.5寸，施捻转泻法；百会、四神聪、上星、悬颅、头皮针常规刺法，捻转平补平泻法；合谷、太冲直刺0.15～1寸，施呼吸泻法。得气后留针20分钟。

2. 针刺　头临泣、颔厌、攒竹透鱼腰、阳白、率谷、前廉泉、会宗、合谷、金津和玉液。操作：选用1.5寸常规消毒毫针。双侧颔厌、头临泣，针尖与皮肤呈30°进针；攒竹，针尖沿皮透刺鱼腰，进针1.0寸，患者局部有轻度酸胀感，不施手法，仅静置留针；阳白，针尖向外下方斜刺，使针感循经向头部放射；率谷，针尖沿皮下平刺向痛区，使针感扩散至整个颞部，施以捻转泻法；前廉泉，位于前正中线上，在下颌部正当颏后1.0寸凹陷中，直刺1.0～1.5寸，行提插泻法，行针3秒左右，令局部有酸胀感即可，不留针；点刺金津、玉液，使其出血3～5ml为宜；会宗，直刺进针，施以提插泻法，行针1分钟以达重泻之效；合谷，针尖向三间方向进针，施以捻转泻法0.5分钟。留针30分钟。

3. 主穴　近取阳白、太阳、风池，远取合谷、太冲、风池，取双侧阳白、太阳取患侧，常规皮肤消毒，用平补平泻法，针刺得气后，留针30分钟。每日1次，10次为1个疗程。

4. 眶周　攒竹、鱼腰、丝竹空。眶上：阳白。颞部：率骨、太阳。眶下：承泣、四白。头部：百会、上星，为近端取穴。合谷、后溪、内关、外关、三阴交、悬钟为远端取穴，上病下治，近病远治。具体针刺操作：常规消毒皮肤，取28号毫针，取患侧太阳透刺率骨，攒竹透刺丝竹空，百会透刺上星，承泣透刺四白，阳白透刺鱼腰。针体均应刺到肌层，不能太浅行于皮下，也不能太深直达肌肉下层。针体方向与肌肉纤维走行成30°夹角，进针1～4寸；留针30分钟，每隔10分钟行捻转手法，每日针刺1次，10次为1个疗程。

[临床治疗心得]丛集性头痛的发作来势较快且剧烈，针灸对于痛症的治疗有明显的优势，而且安全、经济、无不良反应，所以在临床上选用针灸治疗丛集性头痛是一种比较理想的方法。与按摩头部相比，针刺手法轻巧，取穴远近结合，上下相随以通经活络、化瘀止痛、填精益髓、醒脑开窍。

第四节 丛集性头痛的西医用药

丛集性头痛的发病机制尚不完全清楚，有证据表明丛集性头痛患者生物节律改变，多数患者的发作时间与醒睡周期有关，推测可能存在下丘脑功能障碍。由于其发病机制不清，治疗难以针对特定靶点，目前治疗策略主要有两种，即发作时对症治疗以及预防治疗以阻止进一步发作。

常规止痛药对丛集性头痛无效，没有证据表明对乙酰氨基酚、可待因或阿片类药物治疗丛集性头痛发作有效，因而应避免给予这些药物。终止发作主要依靠吸入纯氧及肠外应用曲坦类药物。面罩吸氧或高压氧治疗，常可快速终止发作。使用面罩吸氧，流量为7 U/分钟，吸入时间为10～15分钟。A级推荐为舒马曲坦6mg皮下注射，佐米曲坦5～10mg滴鼻以及100％纯氧吸入；B级推荐是舒马曲坦20mg滴鼻和佐米曲坦5～10mg口服；C级推荐是10％可卡因滴鼻、10％利多卡因滴鼻以及奥曲肽100g皮下注射。丛集性头痛开始发作，即应给予相应的处理，急性对症治疗首选肠外应用曲坦类药物或吸入纯氧，选用皮质醇等进行过渡性预防治疗，同时开始使用长期预防性治疗，如维拉帕米或锂盐等，对于顽固病例，可考虑深部脑刺激（DBS）和枕神经刺激治疗。

过渡期预防治疗的功能是几乎立即终止丛集性头痛发作，维持疼痛缓解直至长期预防药物剂量增加并起效，尤其适用于发作频率高者。包括口服糖皮质激素，如泼尼松每日60mg，用3天，然后每3天减10mg，共18天；双氢麦角胺，1mg皮下注射或肌内注射，每日2次，连用几天；酒石酸麦角胺1～2mg，每日1次或分次口服。在长期预防治疗上，维拉帕米是预防丛集性头痛的首选药物，起始剂量为80mg，每日3次，用药前及用药期间（用药10天后每2周1次）要注意监测心电图，调整剂量，通常每天增加80mg，治疗量通常需要每日48mg，最高剂量可达每日960mg，有效后根据心电图变化维持治疗。维拉帕米的不良反应包括心脏传导阻滞、便秘、头晕以及血管神经性水肿。发作周期一旦结束，维拉帕米可缓慢减量至停止。锂盐可有效预防慢性丛集性头痛，但对发作性丛集性头痛则效果不佳，长期应用可能引起震颤、甲状腺功能减退和肾性糖尿病尿崩症，因此长期使用者需监测血药浓度、甲状腺及肾功能。

美西麦角为5-羟色胺抑制药，用于丛集性头痛预防，但可引起肺和后腹膜纤维化，因而其治疗必须限于6个月内。此外，美西麦角不能与曲坦类和麦角类合用，而舒马曲坦和佐米曲坦是丛集性头痛标准的对症治疗药物，故临床上并不主张常规使用该药。

[临床治疗心得] 丛集性头痛发作数周内成串发作，每次发作20分钟达高峰，1～2小时可缓解，成串发作后，缓解期较长。治疗上即时止痛是关键，需注意疗程，勿过度治疗，以免药物依赖和滥用。

第五节　丛集性头痛的生活起居

1. 安排合理的生活作息制度，注意劳逸结合。患者可依据自身生活规律，合理安排作息时，并尽可能地不要打乱自己的作息计划。比如起床时间不能早于6：30，午休小憩一会儿很有益，晚间休息前不宜饱食、吸烟、饮浓茶或做过量的运动，行热水浴或用热水泡脚，熄灯，创造一个安静的休息环境，以降低大脑皮质兴奋性，使之尽快进入睡眠状态，保证充足的休息和睡眠时间。

2. 家人为患者创造温馨的家庭环境，使患者保持心情愉快，正确接受和认识疾病，并多给予心理安慰，避免不良情绪刺激。

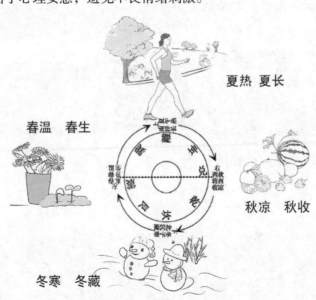

第六节　丛集性头痛的饮食调养

丛集性头痛患者需要控制某些过敏的食物，禁酒，保持心境平和。多食富含维生素的谷类、豆类食物以及新鲜水果、蔬菜等。

1. 绿精茶　谷精草10g，绿茶、蜂蜜各适量。将绿茶和谷精草放入锅内加水煮沸10分钟，去渣，加蜂蜜温饮。具有祛风止痛的功能。

2. 丝瓜根煮鸭蛋　将鲜丝瓜根150g洗净，与鸭蛋2枚水煎服。

3. 僵蚕葱白茶　白僵蚕不拘量，葱白6g，茶叶3g。将白僵蚕焙后研成细末，用葱白与茶叶煎汤，调服。每日1～2次，每次取上末3g，以葱白、茶叶煎汤调服。

第七节　丛集性头痛的运动调养

丛集性头痛患者需要善于调节自己的情绪，尽量保持稳定、乐观的心理状态，遇事要沉着冷静，学会客观、理智地对待事情，不要过喜、过悲、过怒、过忧，如果确实有自己不能"消化""解决"的问题，也要学会控制情绪，进行自我调节。例如爬爬山、跑跑步、打打球等，转移一下注意力，放松紧绷的神经，以减轻或消除不良的情绪对大脑神经的刺激，防止诱发头痛。

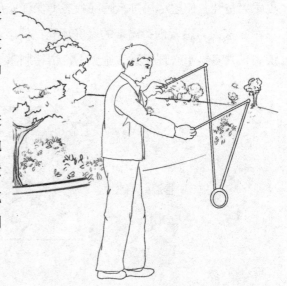

附 录 A

自选中成药治疗头痛

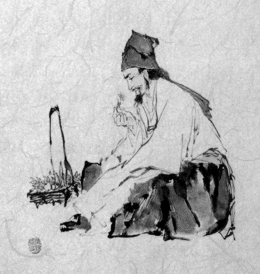

参考中国知网、维普资讯网检索到目前有临床报道的主要用于治疗头痛的中成药共计32种，具体如下。

有10种进入了2009年国家医保，分别为：全天麻胶囊、通天口服液、头痛宁胶囊、养血清脑颗粒、都梁滴丸、复方川芎胶囊、川芎茶调颗粒、正柴胡饮颗粒、正天丸、丹珍头痛胶囊，占全部的32%。在我国医保进程日益加快的今天，非医保的品种对患者的负担较高，较难被患者接受。因此，上述医保药品也占据了中成药治疗头痛的绝大多数市场。

一、治疗头痛的常用中成药

1. **养血清脑颗粒** 养血清脑颗粒具有养血平肝，活血通络的功能。主要成分为当归、川芎、白芍、熟地黄、钩藤、鸡血藤、夏枯草、决明子、珍珠母、延胡索、细辛。辅料为：糊精、甜菊素。用于血虚肝旺所致头痛，眩晕眼花，心烦易怒，失眠多梦。主要改善动物软脑膜微循环，增加脑血流量，缓解血压痉挛，止痛。偶见恶心、呕吐，罕见皮疹等不良反应，停药后即可消失。按说明书要求服药。

2. **全天麻胶囊** 全天麻胶囊功能平肝，息风。用于肝风上扰所致的眩晕、头痛、肢体麻木。主要成分为天麻。按说明书要求服药。

3. **通天口服液** 具有活血化瘀，祛风止痛的功能。成分为川芎、赤芍、天麻、羌活、白芷、细辛、菊花、薄荷、防风、茶叶、甘草。用于瘀血阻滞、风邪上扰所致的偏头痛，症见头部胀痛或刺痛、痛有定处、反复发作、头晕目眩、或恶心呕吐、恶风。口服方法为，第1日：即刻、服药1小时后、2小时后、4小时后各服10ml，以后每6小时服10ml。第2日、3日：1次10ml，每日3次。一般3天为1个疗程。禁用于出血性脑血管病、阴虚阳亢患者和孕妇。按说明书要求服药。

4. **头痛宁胶囊** 头痛宁胶囊具有息风涤痰、逐瘀止痛的功能。用于偏头痛、紧张性头痛属痰瘀阻络证，症见痛势甚剧，或攻冲作痛，或痛如锥刺，或连及目齿，伴目眩畏光，胸闷脘胀，恶心呕吐，急躁易怒，反复发作。适应证：偏头痛，神经内科。主要成分为土茯苓、天麻、制何首乌、当归、防风、全蝎。

5. **都梁滴丸** 都梁滴丸具有祛风散寒、活血通络的功能，用于头痛风寒，瘀血阻滞脉络证，症见头胀痛或刺痛，痛有定处，反复发作，遇风寒诱发或加

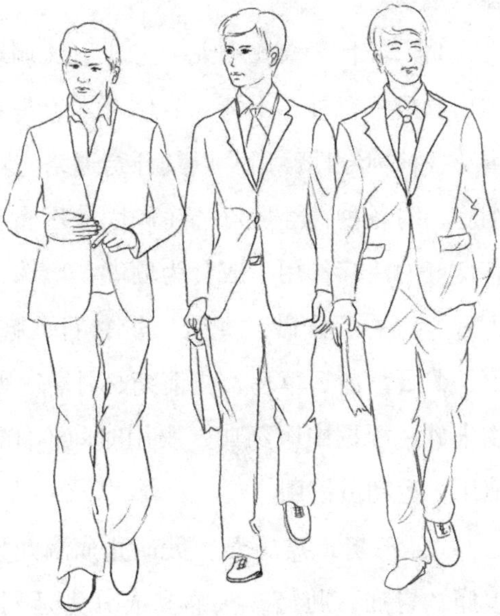

重。主要成分为白芷（黄酒浸蒸）、川芎。个别患者服药后可出现轻微恶心，含化时偶有口内麻木感等不良反应，无须特别处理。按说明书要求服药。

6. 复方川芎胶囊　复方川芎胶囊具有活血化瘀、通脉止痛的功能。主要成分为川芎、当归。本药饭后服，4周为1个疗程。孕妇或哺乳期妇女慎用禁用。

7. 川芎茶调颗粒　川芎茶调颗粒具有疏风止痛的功能。用于风邪头痛，或有恶寒，发热，鼻塞。抗血小板凝聚，缓解小血管痉挛，改善心脑组织供血供氧的作用。主要成分为白芷、薄荷、川芎、防风、甘草、荆芥、羌活、细辛。饭后用温开水或浓茶冲服。孕妇及出血性脑病患者禁服。按说明书要求服药。

8. 正柴胡饮颗粒　正柴胡饮颗粒具有表散风寒、解热止痛的功能。用于外感风寒初起，发热恶寒，无汗，头痛，鼻塞，喷嚏，咽痒咳嗽，四肢酸痛，及流行性感冒初起、轻度上呼吸道感染见上述症候者。主要成分为柴胡、陈皮、防风、甘草、赤芍、生姜。辅料为糊精。孕妇禁用。按说明书要求服药。

9. 正天丸　主要成分为钩藤、白芍、川芎、当归、地黄、白芷、防风、羌活、桃仁、红花、细辛、独活、麻黄、附子、鸡血藤。辅料为药用炭、淀粉、单糖浆、虫白蜡。具有疏风活血、养血平肝、通络止痛的功能。用于外感风邪、瘀血阻络、血虚失养、肝阳上亢引起的偏头痛、紧张性头痛、神经性头痛、颈椎病型头痛、经前头痛。饭后服，15天为1个疗程。不良反应可见个别病例服药后谷丙转氨酶轻度升高；偶有口干、口苦、腹痛及腹泻。按说明书要求服药。

10. 丹珍头痛胶囊　丹珍头痛胶囊具有平肝息风、散瘀通络、解痉止痛的功能。用于肝阳上亢、瘀血阻络所致的头痛，背痛颈酸，烦燥易怒。成分为高原丹参、夏枯草、川芎、当归、白芍、熟地黄、珍珠母、鸡血藤、菊花、蒺藜、钩藤、细辛。

11. 二十五味珊瑚丸　二十五味珊瑚丸具有开窍、通络、止痛的功能。用于"白脉病"，神志不清，身体麻木，头晕目眩，脑部疼痛，血压不调，头痛，癫痫及各种神经性疼痛。以其开窍通络之功能有效改善神经营养，修复受损的神经细胞，对各种神经性疼痛（顽固性疼痛、偏头痛、三叉神经痛，坐骨神经痛）等有良好的治疗作用。成分为珊瑚、珍珠、青金石、珍珠母、诃子、木香、红花、丁香、沉香、朱砂、龙骨、炉甘石、脑石、磁石、芝麻、葫芦、紫菀花、獐牙菜、藏石菖蒲、草乌、打箭菊、甘草、西红花、人工麝香。注意本品所含剧毒药物朱砂，根据中医药典，服用时间不能超过7天。肝肾患者和神经系统疾病患者慎用，运动员慎用。

12. 元胡止痛滴丸　元胡止痛滴丸具有理气、活血、止痛的功能。用于行经腹痛，胃痛，胁痛，头痛。成分为延胡索（醋制）、白芷，辅料为淀粉，滑石粉、硬脂酸镁、明胶、蔗糖、食用色素（柠檬黄）、白醋。服本药偶可见皮疹、胸闷、憋气等过敏症状者，应及时就诊。按说明书要求服药。

二、对症自选中成药

中成药	成分	功效	主治	用量用法
养血清脑颗粒	当归、川芎、白芍、熟地黄、钩藤、鸡血藤、夏枯草、决明子、珍珠母、延胡索、细辛。辅料为糊精、甜菊素	养血平肝，活血通络	血虚肝旺所致头痛，伴眩晕眼花，心烦易怒，失眠多梦者	口服，一次1袋，每日3次
全天麻胶囊	天麻	平肝，息风	肝风上扰所致的眩晕、头痛、肢体麻木	口服。每次2~6粒，每日3次
通天口服液	川芎、赤芍、天麻、羌活、白芷、细辛、菊花、薄荷、防风、茶叶、甘草	活血化瘀，祛风止痛	瘀血阻滞、风邪上扰所致的偏头痛	第1日：即刻、服药1小时后、2小时后、4小时后各服10ml，以后每6小时服10ml。第2、3日：1次10ml，每日3次。一般3天为1个疗程

续 表

中成药	成分	功效	主治	用量用法
头痛宁胶囊	土茯苓、天麻、制何首乌、当归、防风、全蝎	息风涤痰，逐瘀止痛	偏头痛，紧张性头痛属痰瘀阻络证	口服，1次3粒，每日3次
都梁滴丸	白芷（黄酒浸蒸）、川芎	祛风散寒，活血通络	头痛风寒，瘀血阻滞脉络证	口服或舌下含服。每次6丸，每日4次
复方川芎胶囊	川芎、当归	活血化瘀，通脉止痛	冠心病，稳定性心绞痛，心血管内科	每次4粒，每日3次，饭后服用。4周为1个疗程
川芎茶调颗粒	白芷、薄荷、川芎、防风、甘草、荆芥、羌活、细辛	疏风止痛	风邪头痛	饭后用温开水或浓茶冲服，1次1袋，每日2次
正柴胡饮颗粒	柴胡、陈皮、防风、甘草、赤芍、生姜。辅料为：糊精	表散风寒，解热止痛	外感风寒初起	开水冲服，1次3g，每日3次
正天丸	钩藤、白芍、川芎、当归、地黄、白芷、防风、羌活、桃仁、红花、细辛、独活、麻黄、附片、鸡血藤。辅料为药用炭、淀粉、单糖浆、虫白蜡	疏风活血，养血平肝，通络止痛	外感风邪、瘀血阻络、血虚失养、肝阳上亢引起的偏头痛、紧张性头痛、神经性头痛、颈椎病性头痛、经前头痛	饭后服用，1次6g，每日2~3次，15天为1个疗程
丹珍头痛胶囊	高原丹参、夏枯草、川芎、当归、白芍、熟地黄、珍珠母、鸡血藤、菊花、蒺藜、钩藤、细辛	平肝息风，散瘀通络，解痉止痛	肝阳上亢，瘀血阻络所致的头痛，背痛颈酸，烦躁易怒	口服。1次3~4粒，每日3次
二十五味珊瑚丸	珊瑚、珍珠、青金石、珍珠母、诃子、木香、红花、丁香、沉香、朱砂、龙骨、炉甘石、脑石、磁石、芝麻、葫芦、紫菀花、獐牙菜、藏石菖蒲、草乌、打箭菊、甘草、西红花、人工麝香	开窍，通络，止痛	"白脉病"，神志不清，身体麻木，头晕目眩，脑部疼痛，血压不调，头痛，癫痫及各种神经性疼痛	每丸1g，口服，1次1丸，每日1次；每4丸重1g，口服，1次1g，每日1次。建议温开水泡散，连同药渣空腹服用

中成药	成分	功效	主治	用量用法
元胡止痛滴丸	延胡索（醋制）、白芷。辅料为淀粉，滑石粉、硬脂酸镁、明胶、蔗糖、食用色素（柠檬黄）、白醋	理气，活血，止痛	行经腹痛，胃痛，胁痛，头痛	口服，1次20～30丸，每日3次
天麻钩藤颗粒	天麻、钩藤、石决明、栀子、黄芩、牛膝、盐杜仲、益母草、桑寄生、首乌藤、茯苓	平肝息风，清热安神	肝阳上亢所引起的头痛、眩晕、耳鸣、眼花、震颤、失眠；高血压见上述证候者	开水冲服。1次1袋（5g），每日3次

附 录 B

自选穴位治疗头痛

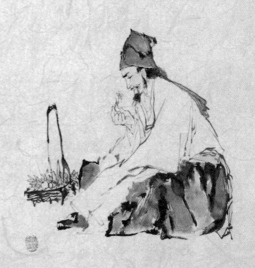

部位	穴位	所属经络	解剖部位	功效作用	主治病症	备注
头面部穴位	百会	督脉	在头部，当前发际正中直上5寸，或两耳尖连线的中点处	息风醒脑、升阳固脱	①头痛，眩晕；②中风失语，癫狂；③失眠，健忘；④脱肛，阴挺，久泻	配脑空、天柱主治头风、眼花
	神庭	督脉	在头部，当前发际正中直上0.5寸	宁神醒脑、降逆平喘	①头痛，眩晕，失眠；②鼻渊，流泪，目痛	
	上星	督脉	在头部，当发际正中直上1.0寸	息风清热、宁神通鼻	①鼻渊，鼻衄，目痛；②头痛，眩晕，癫狂；③热病，疟疾	配百会、囟会、承光主治鼻塞不闻香臭、头痛
	后顶	督脉	在头部，当后发际正中直上5.5寸（脑户上3寸）	醒神安神、息风止痉	①头痛，眩晕；②癫狂病	
	太阳	奇穴	在颞部，当眉梢与目外眦之间，向后约1横指的凹陷处	清肝明目、通络止痛	①头痛；②目赤肿痛，暴发火眼，目翳；③口眼㖞斜	配印堂、合谷治疗头痛，配太冲、风池、光明、肝俞、肾俞治疗视物不清
	印堂	奇穴	在额部，当两眉头之中间	清头明目、通鼻开窍	①头痛，眩晕，鼻渊，鼻衄，目赤肿痛；②小儿惊风，失眠	印堂配攒竹，有清利头目的作用，主治头重如石
	四神聪	奇穴	在头顶部，当百会前后左右各1寸，共4穴	镇静安神，清头明目，醒脑开窍	头痛，眩晕，失眠，健忘，癫痫	四神聪配太冲、风池，有通经活络的作用，主治头痛，头晕
	颔厌	足少阳胆经	在头部鬓发上，当头维与曲鬓弧形连线的上1/4与下3/4交点处	清热散风，通络止痛	①偏头痛，耳鸣，齿痛；②眩晕；③癫痫，瘈疭	颔厌配太阳、列缺、风池，有清热散风止痛的作用，主治偏头痛

续　表

部位	穴位	所属经络	解剖部位	功效作用	主治病症	备注
头面部穴位	悬颅	足少阳胆经	在头部鬓发上，当头维与曲鬓弧形连线的中点处	通络消肿，清热散风	偏头痛，齿痛，面肿，齁衄	悬颅配风池、外关，有祛风止痛的作用，主治偏头痛
	悬厘	足少阳胆经	在头部鬓发上，当头维与曲鬓弧形连线的上3/4与下1/4交点处	通络解表，清热散风	偏头痛，齿痛，面肿，耳鸣	悬厘配外关、风池、太阳，有疏风止痛的作用，主治偏头痛
	曲鬓	足少阳胆经	在头部，耳前鬓角发际后缘的垂线与角孙穴水平线交点处	清热止痛，活络通窍	①偏头痛，齿痛，颔颊肿，目赤肿痛；②眩晕	曲鬓配太阳、头维，有通络止痛的作用，主治偏头痛
	风池	足少阳胆经	在项部，当枕骨之下，与风府相平，胸锁乳突肌与斜方肌上端之间的凹陷处	平肝息风，祛风解毒，通利官窍	①头痛，眩晕，目赤肿痛，鼻渊，耳鸣；②中风，不寐，癫痫；③颈项强痛	
	头维	足阳明胃经	在头侧部，当额角发际上0.5寸，头正中线旁4.5寸	向头之各部输送胃经的阳气及精微物质	头痛，目眩，目痛，流泪	配合谷治头痛；配太冲治目眩
	率谷	足少阳胆经	在头部，当耳尖直上入发际1.5寸，角孙直上方	平肝息风，通经活络	①偏头痛，眩晕；②耳鸣，耳聋；③小儿惊风	率谷配风池、太阳，有祛风止痛的作用，主治偏头痛

（续 表）

部位	穴位	所属经络	解剖部位	功效作用	主治病症	备注
头面部穴位	丝竹空	手少阳三焦经	在面部，当眉梢凹陷处	清头明目，散骨镇惊	①目赤肿痛，眼睑瞤动；②偏头痛；③癫狂	配太阳、外关治疗偏头痛
头面部穴位	天柱	足太阳膀胱经	在项部，大筋（斜方肌）外缘之后发际凹陷中，约当后发际正中旁开1.3寸	清头明目，强筋骨	①后头痛，项强，肩背腰痛；②鼻塞；③癫狂痫，热病	配列缺、后溪治疗头项强痛
肩背腰骶部穴位	腰阳关	督脉	在腰部，当后正中线上，第4腰椎棘突下凹陷中	祛寒除湿、舒筋活络	①腰骶疼痛，下肢痿痹；②月经不调，带下；③遗精，阳痿	
肩背腰骶部穴位	膈俞	足太阳膀胱经	在背部，当第7胸椎棘突下，旁开1.5寸	理气，活血通脉	①呕吐，呃逆，气喘，吐血；②贫血；③瘾疹，皮肤瘙痒；④潮热，盗汗	八会穴之血会
四肢部穴位	合谷	手阳明大肠经	在手背，第1、2掌骨间，当第2掌骨桡侧的中点处。简便取穴：以一手的拇指指骨关节横纹，放在另一手拇、示指之间的指蹼缘上，当拇指尖下是穴	镇静止痛，通经活经，清热解表	①头痛，目赤肿痛，鼻衄，齿痛，口眼㖞斜，耳聋；②发热恶寒外感病证，热病无汗或多汗；③经闭，滞产	原穴。合谷配太冲，称四关穴，有镇静安神，平肝息风作用，主治癫狂，头痛，眩晕，高血压

（续 表）

部位	穴位	所属经络	解剖部位	功效作用	主治病症	备注
四肢部穴位	少商	手太阴肺经	在手拇指末节桡侧，距指甲角0.1寸	解表清热，通利咽喉，苏厥开窍	①咽喉肿痛，鼻衄；②高热，昏迷，癫狂	井穴
	外关	手少阳三焦经	在前臂背侧，当阳池与肘尖连线上，腕背横纹上2寸，尺骨与桡骨之间	清热解表，通经活络	①头痛，颊痛，目赤肿痛，耳鸣，耳聋；②热病；③胁肋痛，上肢痹痛；④瘰疬	外关配太阳、率谷，有祛风通络止痛的作用，主治偏头痛
	中渚	手少阳三焦经	在手背部，当环指本节（掌指关节）的后方，第4、5掌骨间凹陷处	清热通络，开窍益聪	①头痛，目赤，耳鸣，耳聋，喉痹；②肩、背、肘、臂疼痛麻木，手指不能屈伸；③热病	
	侠溪	足少阳胆经	在足背外侧，当第4、5趾间，趾蹼缘后方赤白肉际处	平肝息风，消肿止痛	①头痛，耳鸣，耳聋，目痛，眩晕；②胸胁胀痛；③足跗肿痛；④热病	荥穴。侠溪配太阳、率谷、风池，有祛风活络止痛的作用，主治少阳头痛
	后溪	手太阳小肠经	在手掌尺侧，微握拳，当手小指本节（第5指掌关节）后的远侧掌横纹头赤白肉际	清心安神，通经活络	①头项强痛、腰背痛、手指及肘臂挛痛；②目赤、耳聋、咽喉肿痛；③癫狂；④疟疾	输穴；八脉交会穴，通督脉
	昆仑	足太阳膀胱经	在足部外踝后方，当外踝尖与跟腱之间的凹陷处	安神清热，舒筋活络	①后头痛，项强，腰骶疼痛，足踝肿痛；②癫痫；③滞产	经穴。昆仑配风池、后溪，有清头目安神志的作用，主治头痛，惊痫

部位	穴位	所属经络	解剖部位	功效作用	主治病症	备注
四肢部穴位	内关	手厥阴心包经	在前臂掌侧，当曲泽与大陵连线上，腕横纹上2寸，掌长肌腱与桡侧腕屈肌腱之间	宁心安神，和胃和逆，理气镇痛	①心痛，心悸，胸闷，胸痛；②胃痛，呕吐，呃逆；③失眠，癫狂；④上肢疼痛，偏瘫，手指麻木	络穴；八脉交会穴（通阴维脉）
	神门	手少阴心经	在腕部，腕掌侧横纹尺侧端，尺侧腕屈肌腱的桡侧凹陷处	益心安神，通经活络	①心病、心烦、惊悸、怔忡、健忘、失眠、癫狂痫；②高血压；③胸胁痛	输穴；原穴
	太溪	足少阴肾经	在足内侧，内踝后方，当内踝尖与跟腱之间的中点凹陷处	滋阴益肾，壮阳强腰	①头痛，目眩，咽喉肿痛，齿痛，耳聋，耳鸣；②月经不调，遗精，阳痿，小便频数；③腰脊痛及下肢厥冷，内踝肿痛；④气喘，胸痛，咯血；⑤消渴；⑥失眠，健忘	输穴；原穴。配飞扬，为原络配穴法，有滋阴补肾的作用，主治头痛目眩
	列缺	手太阴肺经	在前臂桡侧缘，桡骨茎突上方，腕横纹上1.5寸，当肱桡肌与拇长展肌肌腱之间	止咳平喘，通经活络，利水通淋	①咳嗽、气喘、咽喉肿痛；②头痛、齿痛、项强、口眼㖞斜	络穴；八脉交会穴，通任脉。列缺配风池、风门、合谷，有疏风解表止咳的作用，主治感冒，咳嗽，头痛，项强
	太白	足太阴脾经	在足内侧缘，当足大趾本节（第1跖趾关节）后下方，赤白肉际凹陷处	健脾和胃，清热化湿	①肠鸣、腹胀、泄泻胃痛、便秘；②体重节痛；③痔漏	输穴；原穴

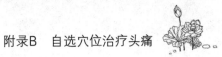

（续 表）

部位	穴位	所属经络	解剖部位	功效作用	主治病症	备注
四肢部穴位	丰隆	足阳明胃经	在小腿前外侧，当外踝尖上8寸，条口外，距胫骨前缘二横指（中指）	健脾化痰，和胃降逆，开窍	①头痛、眩晕；②癫狂；③痰多咳嗽；④下肢痿痹；⑤腹胀、便秘	络穴
	阳陵泉	足少阳胆经	在小腿外侧，当腓骨小头前下方凹陷处	舒肝利胆，强健腰膝	①黄疸，口苦，呃逆，呕吐，胁肋疼痛；②下肢痿痹，膝膑肿痛；③肩痛	合穴；胆之下合穴；八会穴之筋会
	丘墟	足少阳胆经	在足外踝前下方，当趾长伸肌腱的外侧凹陷处	健脾利湿，泄热退黄，舒筋活络	①胸胁胀痛；②下肢痿痹，脚气，外踝肿痛；③疟疾，疝气；④中风偏瘫	原穴

参考文献

[1] 周仲瑛. 中医内科学[M]. 北京: 中国中医药出版社, 2007: 291-294.

[2] 王谦, 赵永烈. 《伤寒论》六经病中头痛条文辨析[J]. 江西中医药, 2013, 44(367): 3-7.

[3] 韩文均. 《医法圆通》中论治头痛特点[J]. 江西中医药, 2013, 44(368): 7-8.

[4] 周仲瑛. 中医内科学[M]. 北京: 中国中医药出版社, 2007: 291-294.

[5] 刘德志. 头痛的简易疗法[J]. 中国民间疗法, 2013, 21(1): 45.

[6] 刘樊, 刁本恕. 刁本恕老师灸法防治亚健康经验[J]. 上海针灸杂志, 2012, 31(8): 542-543.

[7] 袁长秀. 推拿治疗头痛180例临床体会[J]. 贵阳中医学院学报, 2003, 25(4): 34-35.

[8] 熊大昌. "督五腧"刺络拔罐临床应用举隅[J]. 中国中医药信息杂志, 2008, 15(6): 84-86.

[9] 孙灵芝, 李淑玲, 李美. 原发性头痛的鉴别诊断[J]. 山东医药, 2002, 42(31): 65.

[10] 彭坚, 头痛的辨治思路与验案解析[J]. 湖南中医杂志, 2010, 26(6): 30-31.

[11] 马丙超, 田丙坤, 王建勋. 焕生治疗头痛验案四则[J]. 陕西中医学院学报, 2005, 28(5): 51-52.

[12] 杨小燕, 张兰坤, 徐丹, 等. 过伟峰养血平肝法为主治疗月经周期性偏头痛验案分析[J]. 上海中医药杂志, 2011, 45(4): 11-13.

[13] 张万龙, 李永红. 吐法治疗头痛刍议[J]. 长春中医药大学学报, 2013, 29(2): 372-373.

[14] 何光明, 徐明录. 合用下法治疗头痛验案3则[J]. 江苏中医药, 2009, 41(10): 53.

［15］甘霖. 推拿治疗偏头痛40例临床体会[J]. 中医临床研究, 2012, 4(12): 36-37.

［16］李海荣, 罗凛. 罗凛教授治疗偏头痛验案[J]. 按摩与导引, 2008, 12(24): 14-15.

［17］王爱成, 李柏, 刘春燕. 风池穴治疗偏头痛的临床应用[J]. 医学综述, 2010, 16(3): 450-452.

［18］蔡耿辉. 推拿配合浅针治疗偏头痛的疗效分析［J］. 针灸临床杂志, 2008, 24(8)：475-476.

［19］张含, 靳雪梅, 吕国雄. 热敏灸配合中药治疗偏头痛30例[J]. 浙江中药, 2014, 45(381): 51-52.

［20］蒙维光. 松针点灸治疗偏头痛的临床研究［J］. 中国针灸, 2012，32(6)：519-522.

［21］冯亚明. 艾灸治疗偏头痛颅多普勒临床研究［J］. 实用中西医结合临床, 2007, 5(7)：21.

［22］北京灸道堂中医研究院. 艾灸治疗偏头痛[J]. 中华养生保健, 2013, 8(8): 67-68.

［23］冯亚明. 艾灸治疗偏头痛经颅多普勒临床研究[J]. 实用中西医结合临床, 2007, 7（5）：21-22.

［24］孔冬冬, 张永臣, 杨佃会. 针灸疗法治疗偏头痛临床研究近况[J]. 针灸临床杂志, 2014, 30(6): 81-83.

［25］叶险峰, 李成文, 张会芳. 徐灵胎针灸思想探讨[J]. 中国中医基础医学杂志, 2007, 13(7): 545-546.

［26］邱盘芬. 活血化瘀法配合刮痧治疗偏头痛40例[J]. 安徽中医临床杂志, 1998, 10(3): 130.

［27］彭玉琳, 张虹, 赵凌. 从足少阳胆经论偏头痛的针灸治疗[J]. 上海针灸杂志, 2012, 31(8): 615-617.

［28］郑盛惠, 焦建凯, 蔡智刚. "颞三针"捣法针刺治疗偏头痛临床观察[J]: 中国

中医急症, 2010, 19(1): 13-14.

[29] 王京京，吴中朝，胡静，等.偏头痛发作期针刺镇痛方案优选研究[J].针刺研究，2013，38(3): 234-240.

[30] 刘未艾, 常小荣, 刘密, 等.针刺少阳经特定穴治疗偏头痛急性发作患者30例临床观察[J].中医杂志, 2012, 53(18): 1562-1566.

[31] 刘保延.针灸古方验案三则[J].陕西中医, 1990, 11(9): 424-425.

[32] 古英, 路瑜.透刺为主治疗偏头痛的临床观察[J].上海针灸杂志, 2008, 27(5): 24-25.

[33] 李伟洁.蜂针治疗偏头痛 30 例[J].上海针灸杂志, 2000, 19(2) : 12.

[34] 史培卿.针下治上——针刺治疗头痛验案分折[J].内蒙古中医药, 2012, 12(24): 21.

[35] 彭玉琳, 张虹, 赵凌.从足少阳胆经论偏头痛的针灸治疗[J].上海针灸杂志, 2012, 31(8): 615-617.

[36] 黎崖冰, 刺血法治疗偏头痛的临床研究[J].时珍国医国药, 2009, 20(7): 1720-1721.

[37] 李小红.放血疗法临床验案举隅[J].光明中医, 2012, 27(7): 1468-1469.

[38] 曾佑平.循经刺血压痛点治疗偏头痛50例[J].中国针灸, 1994, 增刊: 196-197.

[39] 王峥.三棱针刺血治疗偏头痛的临床观察[J].上海针灸杂志, 2002, 21(3): 11-12.

[40] 李昌生.挑络放血疗法治疗偏头痛疗效观察[J].辽宁中医杂志, 2005, 32(12) : 1299.

[41] 郭燕军, 李官红, 陈亮.刘世琼教授刺络疗法验案举隅[J].甘肃中医学院学报, 2005, 22(4): 5-7.

[42] 石玲燕, 郑荣远.偏头痛的药物治疗进展[J].药物流行病学杂志, 2005, 14(4): 210-214.

［43］王军民, 驰欣杰, 王金成. 紧张性头痛临床发病机制及治疗手段研究进展[J].
吉林医药学院学报, 2013, 34(4): 266-269.

［44］何光明, 徐明录. 合用下法治疗头痛验案3则[J]. 江苏中医药, 2009, 41(10):
53.

［45］王新志, 贺光临. 王新志教授治疗慢性头痛经验介绍[J]. 中医临床研究,
2013, 5(9): 89-91.

［46］李剑颖, 赵丹丹, 杨建宇. 国医大师验案良方·心脑卷[M]. 北京: 学苑出版
社, 2010: 390-391.

［47］张黎缓. 张秋才教授运用经方治疗疑难病案5则[J]. 河北中医, 2012, 34(6):
805-806.

［48］何世民, 蒋健. 偏头痛与紧张性头痛的中医治疗综述[J]. 中医药学刊, 2006,
24(8): 1469-1471.

［49］冉固生, 赵莹雪, 鲜于开璞. 鲜于开璞教授治疗紧张性头痛经验[J]. 2010,
30(4): 343-344.

［50］赵媛元. 内外合治大学生紧张性头痛的临床疗效观察[J]. 中国当代医药,
2010, 17(14): 169-170.

［51］王金贵. 通脉调气腹部辨证推拿法治疗紧张性头痛75例疗效观察[J]. 新中
医, 2006, 38(2): 60-61.

［52］李旗, 王大力, 赵春香. 强刺激推拿结合隔附子灸治疗顽固性紧张性头痛1例
[J]. 华北煤炭医学院学报, 2011, 13(6): 751.

［53］黄玮, 周菊巅. 中医经筋理论结合推拿手法治疗紧张性头痛[J]. 内蒙古中医
药, 2013, 33: 55.

［54］刘秀红, 邱建成. 灸冈会为主治疗紧张性头痛22例[J]. 山东中医杂志, 2001,
20(8): 479-480.

［55］郑毅. 银质针附子灸治疗紧张性头痛[J]. 浙江中医药大学学报, 2012, 36(2):
199-200.

［56］刘秀红, 邱建成. 灸囟会为主治疗紧张性头痛22例[J]. 山东中医杂志, 2001, 20(8): 479-480.

［57］黄翠立. 电针结合走罐治疗紧张性头痛60例疗效观察[J]. 河北中医, 2011, 33(7): 1034-1035.

［58］汪海英, 魏全嘉. 刮痧配合按摩治疗头痛90例[J]. 河南中医, 2009, 29(7): 704-705.

［59］张丽蕊. 刺血疗法配合刮痧治疗气滞血瘀型紧张性头痛疗效观察[J]. 上海针灸杂志, 2013, 32(3): 178-179.

［60］程继君. 扬刺在临床中的应用[J]. 针灸临床杂志, 2003, 19(3): 29-31.

［61］邓晶晶. 头部米阵针刺法治疗紧张性头痛的临床研究[J]. 四川中医, 2013, 31(8): 132-136.

［62］彭建民. 针刺治疗紧张性头痛的临床研究[J]. 中医药学报, 2009, 37(2): 47-48.

［63］叶润茂, 皮肤针弹刺治疗紧张性头痛疗效观察[J]. 中国学校卫生, 1995, 16(1): 74.

［64］陈兴奎, 陈泽林, 郭义. 三棱针刺络法对照毫针刺血法治疗紧张性头痛的临床研究[J]. 天津中医药, 2010, 27(3): 205-207.

［65］张丽蕊. 刺血疗法配合刮痧治疗气滞血瘀型紧张性头痛疗效观察[J]. 上海针灸杂志, 2013, 32(3): 178-179.

［66］张磊. 沿眉枕线刺络放血治疗紧张性头痛80例[J]. 上海针灸杂志, 2007, 26(7): 22.

［67］朱珠, 王毅. 紧张性头痛的诊断与治疗进展[J]. 世界临床药物, 2013, 34(7): 389-393.

［68］宋琨, 唐慧青, 齐向华. 丛集性头痛治验[J]. 湖南中医杂志, 2013, 29(8): 81.

［69］彭坚. 头痛的辨治思路与验案解析[J]. 湖南中医杂志, 2010, 26(6): 30-31.

［70］张晓军. 张笑平从肾论治疑难杂症验案3则[J]. 中医杂志, 2011, 52(22): 1965-1966.

［71］周海树, 周友才. 吴茱萸汤加味治疗丛集性头痛20例[J]. 湖南中医杂志, 1997, 13(5): 11.

［72］孔祥梅, 韩清, 桑雁. 羌活治疗丛集性头痛[J]. 中医杂志, 1999, 40(9): 518-519.

［73］张振东. 中药治疗丛集性头痛24例疗效观察[J]. 浙江中医杂志, 1998, 7(3): 536.

［74］田昭军. 芍药甘草汤加味治疗丛集性头痛16例临床观察[J]. 中国实用医药, 2012, 7（32）：158.

［75］甘宜超. 一指禅合谷穴发疱法治疗头痛[J]. 新中医, 2008, 40(8): 22.

［76］石剑锋, 阎莉, 杜元灏. 隔蒜灸配合针刺治疗丛集性头痛[J]. 北京中医药大学学报: 中医临床版, 2005, 12(3): 24-25.

［77］侯振坤, 丁淑强. 醒脑开窍针刺法治疗慢性丛集性头痛[J]. 长春中医药大学学报, 2013, 29(4): 633-634.

［78］陈雅琼, 武连仲. 针刺治疗丛集性头痛一例[J]. 中华针灸电子杂志, 2013, 2(1): 250-251.

［79］常悦松. 循经透刺治疗丛集性头痛[J]. 当代医学, 2011, 17(22): 150.

［80］张文波, 王宇卉. 丛集性头痛及其药物治疗进展[J]. 世界临床药物, 2013, 34(7): 394-397.

［81］王双玲, 张峰. 治疗头痛的中成药简析及丹珍头痛胶囊临床观察[J]. 中国民间疗法, 2013, 21(5): 39-40.

考考你答案及解析

1. 答案：D。头痛不是一个独立的疾病，引起头痛的原因非常复杂，除神经系统疾病外，头面部器官也可引起头痛，身体的其他系统以及全身性疾病都是头痛的常见原因。功能性头痛主要是指大脑神经功能调节紊乱和血管舒缩功能障碍引起的头痛，可出现反复发作性头痛、有轻有重，预后良好。而器质性头痛，一旦病因明确，应主要针对病因进行治疗。无论是引起头痛的病因、治疗、预后，两者都有着本质的区别。因而鉴别诊断功能性头痛和器质性头痛有重要意义。功能性头痛的诊断依据是：①头痛是长期的，反复发作的，时轻时重的，常伴有大脑功能失调的症状，如失眠、健忘等。②头颅五官、神经系统检测未发现器质性改变。③排除颅内器质性病变所致的头痛，如颅内肿瘤、感染、寄生虫、脑血管疾病等。必要的辅助检查，如脑电图、眼底检查、腰穿脑脊液检查、CT、核磁共振等，排除器质性头痛才可诊断为功能性头痛。D选项考虑颅内占位性疾病。

2. 答案：D。有人把偏头痛按字面意思理解为半侧头痛，这是不全面的。按部位可分为前额、顶部、颞部、枕部头痛，既可以是单侧也可以是双侧。有调查显示：单侧头痛占偏头痛的60%，双侧占40%，跳痛占50%，恶心占90%，呕吐占30%，对光和噪声敏感占80%。临床上，符合偏头痛发病特点的，不管发生在哪个部位，都可以诊断为偏头痛。偏头痛是疾病的名称。

3. 答案：D。药物反跳性头痛可发生于服用非处方药物或1周超过3天服用3倍剂量以上处方药物人群，如麦角胺、布他比妥、阿普唑仑、劳拉西泮、对乙酰氨基酚、阿司匹林、曲普坦类等药物。因此，止痛类药物仍需在医师的指导下使用。

4. 答案：C。预警性头痛是指脑血管破裂前、或蛛网膜下腔出血前发生的头痛。预警性头痛后行腰椎穿刺检测可使临床症状加重，甚至死亡，因此首先应行头颅CT或MRI扫描；影像学检测正常，而高度怀疑预警性头痛的，在必要时行腰椎穿刺。

5. 答案：A。视力障碍已经是脑神经压迫或受损的定位体征，这样的头痛不会是神经官能性头痛。详细了解病史及头痛的伴发症状，对疾病的诊断、治疗有重要意义。

6. 答案：B。此描述为肝阳上亢的头痛。风热头痛为头痛而胀，发热或恶风，面红目赤，口渴喜引。

7. 答案：D。首疾指因思念引起的头痛；脑风指两太阳连脑痛者；头风而见头面多汗，恶寒者，名首风；头痛深而远者，名曰头风。而面风痛与三叉神经痛相似。

8. 答案：A。风为百病之长，头居高位，"高巅之上,唯风可达"，所以六淫之中，以风邪为主要病因，多夹寒、湿、热邪而发病。

9. 答案：B。按头痛病因，分为外感头痛、内伤头痛。外感头痛为风、寒、湿、热邪气引起，多为实证，起病急，疼痛较剧；内伤头痛与情志、饮食劳累、跌打损伤、体虚久病、禀赋不足、房劳等因素引起，为虚证或虚实夹杂证。

10. 答案：D。隐隐头痛为虚证头痛的特点，瘀血为有形实邪，为实证或虚实夹杂。

中国科技版中医畅销书

书名	作者	定价
用药传奇——中医不传之秘在于量	王幸福	¥29.50
杏林薪传——一位中医师的不传之秘	王幸福	¥29.50
医灯续传——一位中医世家的临证真经	王幸福	¥29.50
杏林求真——跟诊王幸福老师嫡传实录	王幸福	¥29.50
临证传奇——中医消化病实战巡讲录	王幸福	¥29.50
王光宇精准脉学带教录	王光宇	¥29.50
医林求效——杏林一翁临证经验集录	王 军	¥26.50
医门推敲——中医鬼谷子杏林实践录（壹）	张胜兵	¥26.50
医门推敲——中医鬼谷子杏林实践录（贰）	张胜兵	¥29.50
医门推敲——中医鬼谷子医理纵横术（叁）	张胜兵	¥35.00
针灸经外奇穴图谱	郝金凯	¥182.00
人体经筋循行地图	刘春山	¥59.00
中医脉诊秘诀：脉诊一学就通的奥秘	张湖德等	¥29.50
朱良春精方治验实录	朱建平	¥26.50
中医名家肿瘤证治精析	李济仁	¥29.50
李济仁痹证通论	李济仁等	¥29.50
国医大师验方秘方精选	张 勋等	¥29.50
杏林阐微——三代中医临证心得家传	关 松	¥29.50
脉法捷要——带您回归正统脉法之路（修订版）	刘建立	¥26.50
药性琐谈——本草习性精研笔记	江海涛	¥29.50
伤寒琐论——正邪相争话伤寒	江海涛	¥29.50
医方拾遗——一位基层中医师的临床经验	田丰辉	¥26.50
深层针灸——四十年针灸临证实录	毛振玉	¥26.50
杏林心语——一位中医骨伤医师的临证心得	王家祥	¥26.50
医术推求——用药如用兵杂感	吴生雄	¥29.50
杏林发微——杂案验案体悟随笔	余泽运	¥29.50
杏林碎金录——30年皮外科秘典真传	徐 书	¥29.50
医海存真——医海之水源于泉	许太真	¥29.50
医门微言——凤翅堂中医讲稿（第一辑）	樊正阳	¥29.50
医门微言——凤翅堂中医讲稿（第二辑）	樊正阳	¥29.50
医门凿眼——心法真传与治验录	樊正阳	¥29.50
医门锁钥——《伤寒论》方证探要	樊正阳	¥29.50
中医传薪录：华夏中医拾珍（第一辑）	王家祥	¥29.50
中医传薪录：华夏中医拾珍（第二辑）	樊正阳	¥29.50
中医传薪录：华夏中医拾珍（第三辑）	孙洪彪	¥29.50
中医传薪录：华夏中医拾珍（第四辑）	孙洪彪	¥29.50
医道求真——临床医案笔记（壹）	吴南京	¥29.50
医道求真——临床心得笔记（贰）	吴南京	¥29.50
医道求真——用药心得笔记（叁）	吴南京	¥29.50
医道求真——中医学习笔记（肆）	吴南京	¥29.50
医道存真——抗癌心得笔记（壹）	吴南京	¥29.50
医道存真——孕产育儿笔记（贰）	吴南京	¥29.50
医道存真——中医传承笔记（叁）	吴南京	¥29.50
医道存真——理法方药笔记（肆）	吴南京	¥29.50
中医秘传疼痛灵验妙方大全	王惟恒	¥49.50
疑难病秘验精方大全	王惟恒	¥49.50
古本易筋经十二势导引法	严蔚冰等	¥36.00
治癌实录	吴 锦	¥28.00
治癌实录2	吴 锦	¥28.00
病因赋白话讲记	曾培杰等	¥18.00
岭南药王	曾培杰等	¥18.00
伤精病象图	曾培杰等	¥22.00
四君子	曾培杰等	¥22.00
杏林访师记	曾培杰等	¥22.00
针客	曾培杰等	¥22.00
醉花窗	曾培杰等	¥22.00
中医擂台	曾培杰等	¥28.00
芍药先生	曾培杰等	¥28.00
拍案叫绝	曾培杰等	¥25.00
悬壶杂记	唐伟华	¥29.50
振腹推拿	付国兵等	¥65.00
肿瘤中医临证精析	赵献龙等	¥29.50
吴中朝师承随诊记	王 兵等	¥29.50
皮肤病中药临床药理手册	陈明岭等	¥128.00
腧穴定位速查	吴中朝等	¥29.80
常见病特效穴位速查	郭长青等	¥19.80
针灸组合穴速查	郭长青等	¥19.80
人体反射区速查	郭长青等	¥19.80
800种中药速查	谢宇	¥29.80
《黄帝内经》自学百日通	张湖德等	¥48.50
中医自学百日通	张湖德	¥99.00
杨甲三针灸取穴速查	郭长青等	¥29.80
百治百验效方集	卢祥之	¥29.50
陈国权八法实验录：经方临证要旨	陈国权	¥35.00
中医点穴按摩九大绝技	杨树文	¥88.00
老中医教你卵巢保养	杨树文	¥25.00